U0295226

"山西省中医药传统知识保护数据库"项目
"中药材质量保障技术与研究"丛书

饮片验收经验

（非药典品）

主　编　王满恩（山西元和堂中药有限公司）

王丕明（山西药科职业学院）

孟武威（亳州市京皖中药饮片厂）

副主编　杨善华（山西元和堂中药有限公司）

任建萍（山西卫生健康职业学院）

参　编　俞静波（安徽谯帮药业有限公司）

马润鱼（太原市解放南路社区卫生服务中心）

张惠英（山西元和堂中药有限公司）

胡兰贵（山西省中医院）

高治平（山西中医药大学）

李庭凯（山西省中医院）

赵　昌（山西药科职业学院）

张　静（北京同仁堂山西连锁药店有限责任公司）

卫苗苗（北京同仁堂山西连锁药店有限责任公司）

石　俊（山西仁和大药房连锁有限公司）

山西出版传媒集团
山西科学技术出版社

图书在版编目（CIP）数据

饮片验收经验：非药典品 / 王满恩，王丕明，孟武威主编 . — 太原：山西科学技术出版社，2020.11（2023.7重印）

ISBN 978-7-5377-6061-4

Ⅰ . ①饮… Ⅱ . ①王… ②王… ③孟… Ⅲ . ①饮片—中药鉴定学 Ⅳ . ① R282.5

中国版本图书馆 CIP 数据核字（2020）第 180472 号

饮片验收经验（非药典品）

出 版 人	阎文凯	
著 者	王满恩　王丕明　孟武威	
策 划 人	宋 伟	
责 任 编 辑	翟 昕　杨兴华	
封 面 设 计	吕雁军	

出版发行　山西出版传媒集团·山西科学技术出版社
　　　　　地址：太原市建设南路 21 号　邮编　030012

编辑部电话　0351-4922178
发行部电话　0351-4922121
经　　销　各地新华书店
印　　刷　山西基因包装印刷科技股份有限公司

开 本	787mm×1092mm 1/16	
印 张	12.75	
字 数	277 千字	
版 次	2020 年 11 月第 1 版	
印 次	2023 年 7 月山西第 2 次印刷	
书 号	ISBN 978-7-5377-6061-4	
定 价	128.00 元	

版权所有·侵权必究
如发现印装质量问题，影响阅读，请与我社发行部联系调换。

编写说明

一、本书和《饮片验收经验》是姊妹篇，收载了2015年版《中华人民共和国药典》没有记载，而我们在验收中遇见过的品种，所以叫《饮片验收经验（非药典品）》。

二、本书包括"正文""附录"两大块内容。

1. 正文：收载我们验收过的中药饮片163种，附彩色照片504多幅。

2. 附录：①《药材标准简称、全称对照表》。②《药名索引》。

三、每种药正文分标准摘要、说明、彩色照片三部分。

1.【标准摘要】首选国家标准（2015年以前的各版《中华人民共和国药典》《中华人民共和国卫生部药品标准》等），如国家标准没有记载的，选《山西省中药材标准》；《山西省中药材标准》也没有记载的，选与山西习用品种相符的其他省（自治区、直辖市）药材标准。主要摘录药名、标准名（全称）、来源、采收加工方法、炮制方法和药材性状，有些药还收载简单易行的显微、理化鉴别方法。

有个别药各种标准都没有收载，但我们验收并不少见，也将其收录在本书中，这部分内容以《中药大辞典》为依据，标题改为【文献摘要】。

2.【说明】包括①正品饮片性状：以前的药材标准大多不提饮片性状或言之不详，编者根据来货实物做了必要的补充，并使文字与标准摘要尽量不重复。②真伪优劣鉴别：记录编者遇见的假药、劣药、性状近似品的鉴别经验。③相关资料：常用别名、习用情况、各地品种等。④相关标准：记载该药性状的中药材标准简称（全称见附录），标准资料摘自《中国药材标准名录》2011年版，只在标准附录中有名称来源但无性状描述的没有收载。

每种药材不一定都具备以上各项，有话则长，无话则短。本书主要反映编者的验收思路、方法，体现饮片商品现状，也提些编者的意见甚至困惑。

3. 书中 500 多幅彩色照片，都是编者验收中见到的实物，拍摄者主要有王满恩、王丕明、孟武威、俞静波。照片力求体现当前饮片特征，以便读者在验收时能按图索骥。在部分图下的标题里，简要介绍图中饮片的鉴别要点。个别品种（如信石）不是来货，是在其他场合拍的照片，也分享一下，以增长见识。

四、附录中的《药材标准简称、全称对照表》根据《中国药材标准名录》2011 年版编写。

五、本书适合下列读者：

1. 药店、药厂、医疗单位药房的饮片验收人员，尤其是基层初学者。

2. 中药生产、销售单位的采购和销售人员。

3. 大中专院校中药专业的师生。

4. 中药经销商和中药饮片厂的质检人员。

5. 中药市场监管人员和中药检验人员。

6. 从业中医师。

7. 中药爱好者。

六、本书基本反映了山西省近年的饮片现状。山西所用饮片多来自亳州，本书读者从中也能了解到近年来亳州市场的一些情况。

七、致谢：高天爱老师（原山西省食品药品检验所）、于立伟老师（北京康仁堂药业）提供资料和指导意见，给予本书编写有力支持。李榆梅、窦国义（天津生物工程职业技术学院），任宏亮、原永丽（北京同仁堂山西连锁药店有限责任公司），李强（山西国新晋药集团有限公司），李崭（贵州同济堂中药饮片有限公司），郭晓冬（山东滨州市中心医院），周建华（江西青春康源中药饮片有限公司），马洁德（山东烟台中医医院）诸位老师提供样品、资料，或贡献宝贵意见，都对本书的编写助力不小。

八、本书虽不完美，但肯定有用。读者发现问题请不吝赐教，以便重印或再版时纠正。凡改正、补充本书者，都可成为再版编者。

编者

2020 年 2 月于山西太原

目录
CONTENTS

1 / 人中黄 /

【标准摘要】

本品为甘草粉末的加工品。

性状：本品完整者呈圆柱形，长短不等。外表面及断面均呈暗黄色，稍粗糙，可见细小短节状的甘草纤维纵横交织，外表面偶见附有灰黄色的膜状竹衣残片。质坚实，略硬，不易敲碎，但表面易剥落。气特异。

【说明】1. 我们曾试尝人中黄，嗅之无味，舔尝也不臭，有甘草的甜味。

2. 人中黄不常见，业内有谣传是人的粪便，许多人以讹传讹。《中药大辞典》载人中黄的加工："将甘草粉末装入竹筒（刮去外层青皮）内，杵实，密封。冬季置粪水中浸泡49天取出，长流水冲漂49天，晾晒49天至无臭气，劈竹筒取人中黄，再晾晒7天即成。用时布包入煎。"就是说人中黄与人粪有关，但不是人粪。

3. 记载人中黄性状的药材标准还有上海1994等。

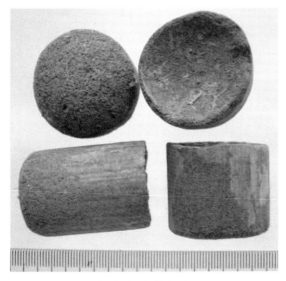

人中黄（剪切）

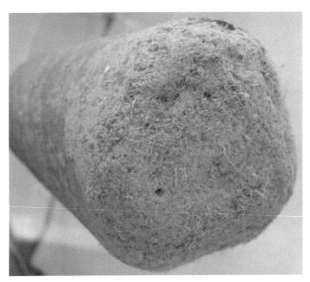

人中黄放大（剪切）

2 / 人中白 /

【标准摘要】

本品为人尿自然沉积的固体物。采得后入水中浸泡，除去杂质，晒干。

性状：本品呈不规则的块片状，大小不一，厚3~5 mm。外表面灰白色，光滑或有瘤状突起，有时一面平滑，另一面松泡而凹凸不平。质硬而脆，易碎断，断面呈层纹。有尿臊气。

【说明】1. 人中白又叫尿碱，是极少用的中药。来货性状符合标准描述：断面层纹有的明显，有的不明显；嗅之无味，并没有尿臊气，想是贮藏日久的陈货。

2. 人中白来货并不是饮片，用时还需要火煅、粉碎或水飞。但供货商不管炮制，我们只能收货后自己加工，或告知用户炮制方法。

3. 记载人中白性状的药材标准还有江苏1989、湖南2009、广东2010等。

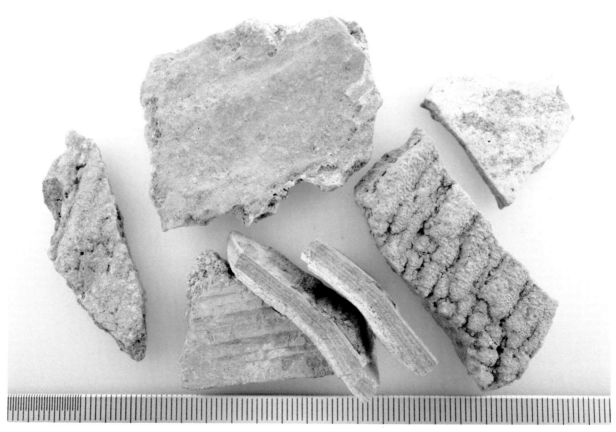

人中白（一面平坦，另一面不平，有的断面有层纹）

3 /人参花/

【文献摘要】

本品为五加科人参属植物人参 *Panax ginseng* C. A. Mey. 的干燥花序。

性状：伞形花序单一顶生，总花梗长15~25 cm，每花序有10~80朵花，集成圆球形；花小，直径2~3 mm；花萼绿色，5齿裂；花瓣5，淡黄绿色，卵形；雄蕊5，花丝甚短；子房下位，花柱2，基部合生，上部分离。

【说明】1. 人参花各种药品标准都没收载，但市场上有大量销售。临床处方少见，多做保健养生茶品。《中药大辞典》也只在人参原植物处描述了人参花的形态。我们按市场商品补充如下性状：带3~10 cm的弯曲总花梗，上被微毛。花蕾黄绿色至淡绿色。质疏松，易掉落，搓之易碎。嗅之微有人参气，嚼之味苦中带甘。

2. 人参花与三七花相似，区别见三七花的说明部分。

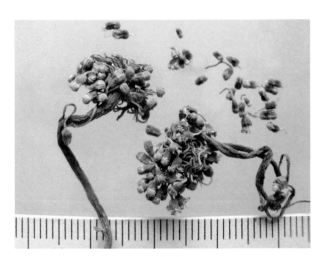

人参花

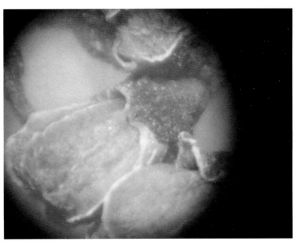

人参花放大

三七花

（贵州 2003）

【标准摘要】

本品为五加科植物三七 *Panax notoginseng* （Burk.） F. H. Chen 的干燥花序。夏季采收，干燥。

性状：本品呈不规则的球形或半球形，直径1~2 cm，一端具直伸或弯曲的总花梗，一端密集众多花蕾。表面灰绿色，花梗短，纤细，基部具鳞片状苞片；花萼5齿裂；花瓣5。气清香，味微苦、甘。

【说明】1. 三七又叫三七参，所以把三七花并在人参花类，便于鉴别。三七花与人参花外形、气味都很像，鉴别要点：①三七花每个花头（花序）有80~100个花蕾，人参花每个花序只有10~80个花蕾。②三七花商品大多将总花梗剪短（只留约1 cm），个别商品见较长的总花梗。而我们见到的人参花都保留总花梗（见人参花图）。

2. 医生处方里不开三七花，但是来货不少，作为药茶销售。

3. 目前，记载三七花性状的中药材标准还有广西1990、贵州2003、贵州1988、四川1987增补等。

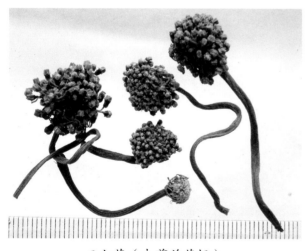

三七花（未剪总花梗）

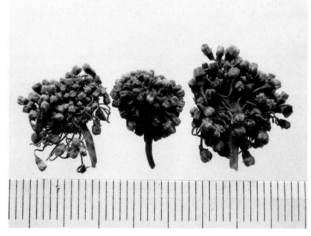

三七花（剪短总花梗）

4 / 九节菖蒲

（部标中药材 1992）

【标准摘要】

本品为毛茛科植物阿尔泰银莲花 *Anemone altaica* Fisch. ex C. A. Mey. 的干燥根茎。夏季采挖，除去泥沙，干燥，再除去须根及杂质。

性状：本品略呈纺锤形，微弯曲。长1~4 cm，直径0.3~0.5 cm。表面棕黄色至暗棕色，具多数半环状突起的节（鳞叶痕），斜向交错排列，节上有1~3个突起的根痕。质硬而脆，易折断，断面平坦、白色、有粉性，可见6~9个淡黄色小点（维管束）排列成环。气微，味微酸。

【说明】1. 九节菖蒲大多两头细中间粗，术语叫"纺锤形"。表面的节多少不一，每个节都是半环状突起的棱线，左右交错分布。曾发现一种伪品，性状很像九节菖蒲，细看都是短圆柱形，表面有多数长圆形突起物，这些突起边缘圆钝，不呈棱线状，而且多分布于一侧，横断面中间有个浅棕色圆心，圆心周围有多数浅棕色的小点散在分布。而九节菖蒲断面靠外有数个深色小点排成一圈，中间没有圆心，两者掺到一起不易区分。伪品是什么没搞清，有人认为是怀牛膝的细根，但从断面看不太像。

2. 在我们验收的饮片中，供货人说是"东北九节菖蒲"，价格比正品便宜一半。我们细挑发现，其中有一部分纺锤形的像正品；另一部分细圆柱形，表面有棱线状节，但直径只有2 mm左右（部颁标准规定是3~5 mm）。两种的断面都有一圈黄色维管束，但多少不同，细圆柱形的只有3~4个，而正品应是6~9个。

3. 查《中国植物志》，我国有银莲花属植物52种，许多都有类似的根状茎。在西南、西北、东北都有分布。现在九节菖蒲市场价格可观，很有可能刺激各地采挖，若混到一起不易区分。这批货，我们以直径、断面不符合部颁标准规定拒收。

4. 记载九节菖蒲性状的药材标准还有药典1963、药典1977、山西1987、河南1991、内蒙古1988、新疆1980二册等。

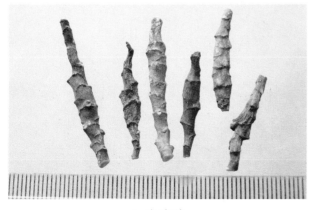

九节菖蒲

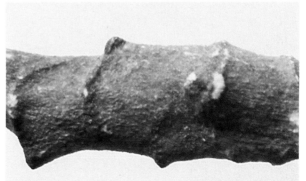

九节菖蒲节放大（示节和根痕）

2 画

5

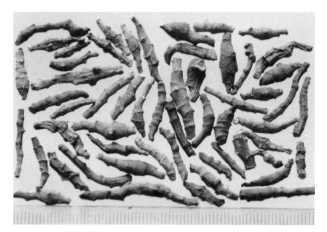

九节菖蒲中掺伪品

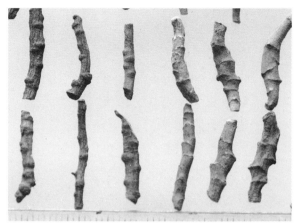

左6个是伪品，右6个是正品

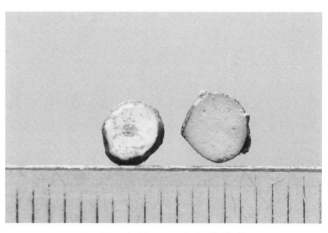

断面：左伪品，右九节菖蒲

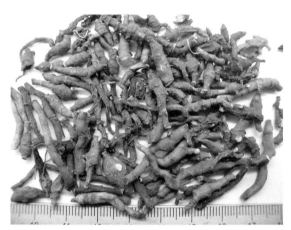

东北九节菖蒲（黑水银莲花根）

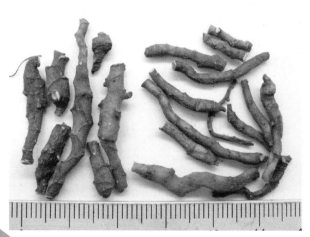

东北九节菖蒲中挑出的两种

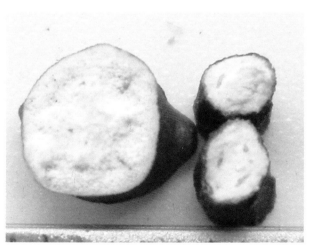

将东北九节菖蒲中两种切断对比

5/刀豆壳/

（上海1994）

【标准摘要】

本品为豆科植物刀豆 *Canavalia gladiata*（Jacq.）DC. 的干燥成熟的果皮。秋季采收成熟的果实，晒干，剥去种子（另作药用），收集果皮晒至全干。

性状：本品呈长剑状，略做螺旋形扭曲或破碎。长20~35 cm，宽3~5 cm，先端尖，微弯，基部具扭曲粗壮的果柄。外果皮灰黄色至灰棕色，散生黑色斑点，被有稀疏短毛，在距腹缝线数毫米处有一条隆起的纵脊线；中果皮革质；内果皮白色，质地疏松，有种子脱落的凹痕。气无，味淡。

【说明】1. 刀豆壳来货是饮片，鉴别要点是：①每一片都是卷曲的，有的甚至卷成圆筒状。②外皮土黄色，边缘有一条突起的棱。③内表面发白，附有海绵状残片。

2. 记载刀豆壳性状的中药材标准还有江苏1989等。

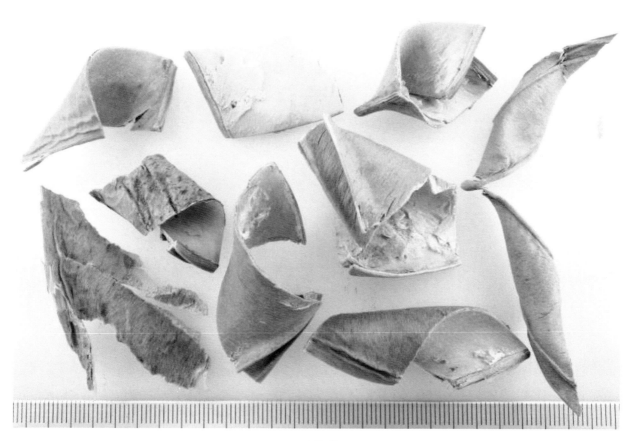

刀豆壳

【标准摘要】

本品为葡萄科植物三叶崖爬藤 *Tetrastigma hemsleyanum* Diels et Gilg 的新鲜或干燥块根。全年均可采挖。鲜用者，除去泥土、须根等杂质；干用者，洗净，干燥。

性状：本品干品呈类圆球形或不规则块状，长1.5~5 cm，直径0.5~3 cm。表面棕褐色，较光滑或有皱纹。质坚，断面平坦、粉性、浅棕红色或类白色。气微，味微甜。

鲜品呈纺锤形、葫芦形或椭圆形，长1~7.5 cm，直径0.5~4 cm。表面灰褐色至黑褐色，较光滑。切面白色，皮部狭窄，形成层环明显。质脆。

炮制：取原药，干品除去杂质，洗净，润软，切片，干燥。鲜品临用时洗净，切成厚片备用。

【说明】三叶青又名"金线吊葫芦"，来货都是干燥饮片。横切片圆形，纵切片多呈葫芦形，外皮棕褐色或灰黑色，较光滑或微有皱纹。切面类白色至浅棕色，质脆，稍掰即断。气微，味淡。

2. 记载三叶青的中药材标准还有湖南2009（药用带根全草）等。

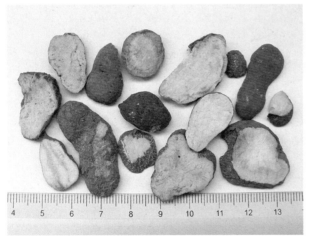

三叶青（金线吊葫芦）饮片
（切面类白色，外皮棕褐色）

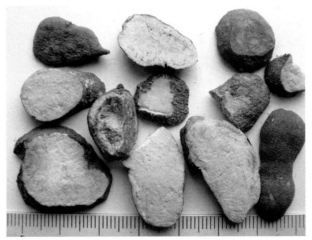

三叶青（金线吊葫芦）饮片
（切面浅棕色，外皮灰黑色）

7 / 土大黄 /

【标准摘要】

蓼科植物巴天酸模 *Rumex patientia* L. 或皱叶酸模 *Rumex crispus* L. 的干燥根。春季采挖，除去茎叶及须根，洗净，干燥，或趁鲜切厚片，晒干。

性状：本品呈类圆锥形，长达15 cm，直径达5 cm。根头部有茎基残余及棕黑色鳞片状物和须根，其下有密集的横纹。根部有分枝，表面棕灰色，具纵皱纹与点状凸起的须根痕及横向延长的皮孔样疤痕。质坚韧，难折断。断面黄灰色，纤维性甚强。气微，味苦微涩。以块大、色棕黄、味苦者为佳。

【说明】 1. 土大黄是蓼科酸模属数种植物的根（北京标准记载2种，贵州标准记载3种），但对饮片言之不详。

来货饮片横切、纵切、斜切都有，切面有棕黄、黑棕等颜色。

2. 验收经验 ①看表面的外皮：有没有外皮是土大黄和大黄的一个区别点，土大黄不刮外皮而大黄都除外皮。土大黄外皮黑色粗糙。②看切面：土大黄切面没有"星点"，密集的放射状纹理直达中心，常见多个明显环圈，每个环圈颜色深浅不同。③掰开饮片：有些饮片切面发黑，但掰断面应是黄色，若断面都是黑色的不收。

3. 记载土大黄性状的中药材标准还有贵州1994、贵州2003等。

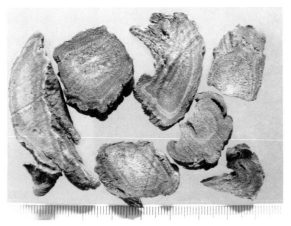

土大黄饮片（外皮横纹，放射纹直达中心）

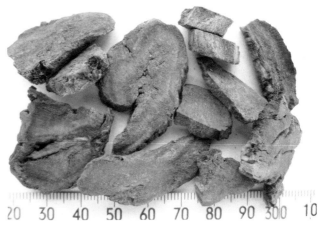

土大黄饮片（陈货，掰断面黄色）

【标准摘要】

本品为大风子科植物大风子 *Hydnocarpus anthelminthicus* Pierre 的干燥种仁。4~6月采收成熟果实，取出种子，晒干。

性状：本品呈不规则的卵圆形或多面形，稍有钝棱，长1~2.5 cm，直径1~2 cm。外皮灰棕色或灰褐色，有细纹，较小的一端有明显的沟纹。种皮厚而坚硬，厚0.15~0.2 cm，内表面光滑，浅黄色或黄棕色。种仁与皮分离，种仁两瓣，灰白色，有油性，外被一层红棕色或暗紫色薄膜。气微，味淡。

【说明】1. 大风子种仁有毒，不要口尝。

2. 大风子的种仁与吕宋果（也叫苦果，是马钱科植物吕宋果 *Strychnos ignatii* P.J.Bergius. 的干燥成熟种子）外形、大小、色泽相近，二者都是冷背药，都有毒，但功效不同。鉴别要点：①取一粒种子在耳边摇动，大风子有"哗啦"的响声（种皮与种仁之间有空隙）。吕宋果摇之不响（种皮与种仁紧贴）。②看外表面，大风子是棕、褐色但不是黑色，吕宋果全是黑色。

3. 记载大风子性状的中药材标准还有药典1963、部标进药1977、局标进药2004、山东1995、山东2002、上海1994、内蒙古1988［包括海南大风子 *Hydnocarpus hainanesis* (Merr.) Sleum.］、贵州2003、广西1996等。

记载吕宋果性状的中药材标准有上海1994、部标进药1977等。记载苦果的中药材标准有内蒙古1988等。

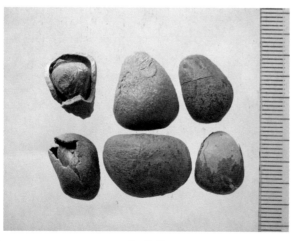

大风子

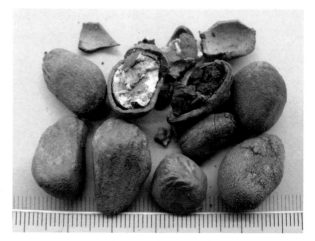

假大风子（吕宋果）

9 / 千日红 /

（药典 1977）

【标准摘要】

本品为苋科植物千日红 *Gomphrena globosa* L. 的干燥头状花序。夏、秋两季花开时采收，晒干。

性状：本品呈类球形，由多数小花密集而成，直径1.5~2 cm。基部常有叶状总苞片2片，绿色，下表面密被细长柔毛。小花基部有膜质小苞片3片，卵形外轮1片，三角状披针形内轮2片，紫红色。花被5片，紫红色，外面密被白色细长柔毛。胞果类球形。气微，味淡。

【说明】1. 千日红是药，但没见大夫开过，药店作为药茶销售。以紫红色、有光泽、花梗短者为佳。

2. 在花茶中还有一种名为"红巧梅"的，性状很像千日红，但花为红色。

3. 记载千日红性状的中药材标准还有上海1994、河南1993等。

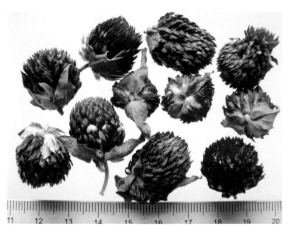

千日红

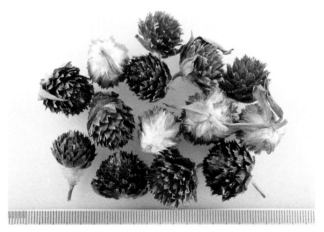

红巧梅

3 画

11

10 / 马蔺子 /

【标准摘要】

本品为鸢尾科植物马蔺 *Lris Lacteal* Pall.var *chinensis*（Fisch.）Koidz. 的干燥成熟种子。秋季采收果实，晒干，搓出种子，簸净杂质，晒干。

性状：本品呈不规则多面体，长4~6 mm，宽3~4 mm。表面红棕色至黑棕色，略有细皱纹，基部有浅种脐。质坚硬，不易碎裂。切断面胚乳发达，灰白色，角质。胚位于种脐的一端，白色，细小弯曲。气微弱，味淡。

【说明】1. 马蔺子又叫马兰子、马莲子，鉴别要点：多数种子周边稍隆起。

2. 记载马蔺子性状的药材标准还有山东1995、山东2002、河南1993、甘肃2009、蒙药1986、上海1994、北京1998、江苏1986二、江苏1989、维药1993、部标藏药1995、湖北2009等。

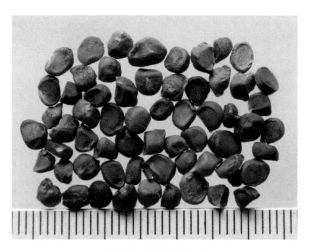

马蔺子（红棕色）

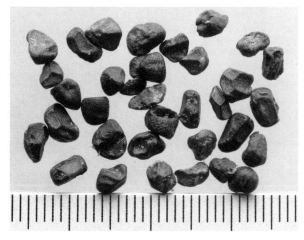

马蔺子（棕褐色）

11 / 马槟榔 /

【标准摘要】

本品为白花菜科植物马槟榔 *Capparis masaikai* Levl. 的干燥成熟种子。冬季采收成熟果实。除去果壳及果肉，收集种子，干燥。

性状：本品呈不规则扁圆形，直径1~2 cm。表面棕褐色，常有黑褐色果肉残留，边缘有凸出的种脐。外种皮质硬而脆，种仁黄白色，子叶交叉折叠、盘旋卷曲、如蜗牛状。气微，味微涩而甜。

【说明】1. 马牙槟榔又叫马槟榔，处方很少用。来货都是带壳（种皮）种子。性状特殊，未见伪品。

2. 记载马槟榔（马牙槟榔）性状的中药材标准还有药典1977、贵州1965、贵州1988、贵州2003、云南1974、云南1996、四川1987增补、新疆1980二册等。

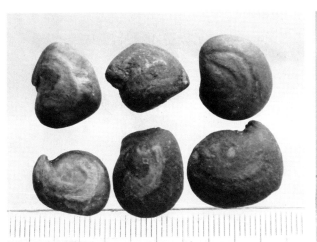

马牙槟榔

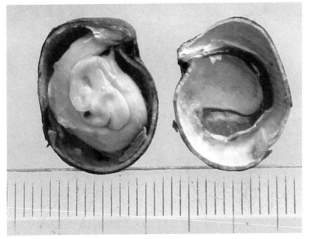

马槟榔种仁

12 / 马尾连 /

【标准摘要】

本品为毛茛科植物贝加尔唐松草 *Thalictrum baicalense* Turez. 的干燥根及根茎。春、秋两季采挖，除去地上茎叶及泥土，晒干。

性状：本品根茎短粗，数节连生。细根数十条丛生于根茎，形似马尾，长5~10 cm，直径1~1.2 mm。表面灰棕色至棕褐色，栓皮易脱落，脱落处呈鲜黄色。质脆，易折断。断面平坦，黄色。气微，味苦。

【说明】1. 马尾连又叫马尾莲、马尾黄连、金丝马尾连，原是部分地区习用草药，20世纪七八十年代黄连供应不足，曾代黄连用，卖到全国。现已少见，但仍有中医偶尔用之。

2. 马尾连来源于毛茛科唐松草属植物。据《常用中药材品种整理和质量研究》记载，我国唐松草属植物有60多种，各地当马尾连药用的近20种。我国地方标准记载了10种。各种同属植物主要凭花和叶特征区别，而药材根和根茎则性状相似。冷背药专营店售卖的品种不止一种，老板也说不清楚每一种饮片品种。来货有个有片，单从性状很难鉴定到种。我们只能根据"根茎横走多结节，马尾细根味极苦"作为收货依据。

3. 记载马尾连（马尾莲、马尾黄连）性状的中药材标准还有新疆1980一册、山东1995、山东2002、贵州1988、贵州2003、四川1980、四川1987、北京1998、云南1974、云南1996、云南彝药2005、青海1976、青海1992等。

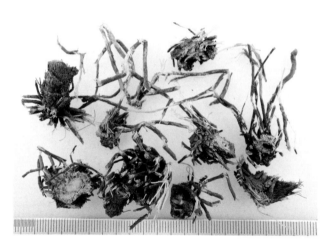

马尾连饮片

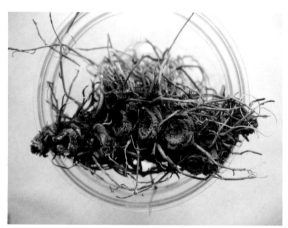

马尾连根茎连生

13 / 无名异（土子） /

（部标中药材 1992）

【标准摘要】

本品为氧化物类矿物金红石族软锰矿石，主含二氧化锰（MnO_2）。采挖后，除去泥沙及杂质，晒干。

性状：本品为结核状、块状集合体，呈类圆形或不规则块状，多数凹凸不平或呈瘤状突起，少数光滑，大小不等，直径7~30 mm。外表面黄棕色或黑棕色，无光泽或局部微有光泽，常被有黄棕色细粉。体较轻，质脆，敲之呈层片状破碎。断面棕黑色，有半金属样光泽，手触之有滑腻感，略染手。微有土腥气，味淡。

【说明】1. 无名异极少用，手摸有滑腻感，敲开看断面有层片状，一般没有假的。

2. 有条件可做以下理化鉴别：①取本品粉末0.1g，加30%过氧化氢溶液1 ml，即发生强烈的气泡，并冒出白烟。②取本品粉末0.3g，加稀硫酸2~3 ml，再加铋酸钠0.1g，放置，上清液显紫红色。③取本品粉末少许，加盐酸1~2 ml，溶液呈棕黑色，并放出氯气，使碘化钾淀粉试纸显蓝色，再加入氢氧化钠试液，则生成棕色沉淀。

3. 记载无名异性状的中药材标准还有江苏1986一、江苏1989、新疆1980二册、贵州1988、贵州2003等。

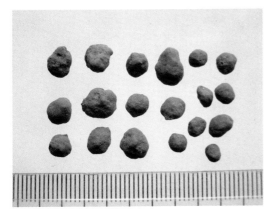

无名异

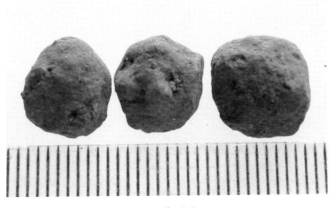

无名异放大

4 画

14 无花果

（部标中药材 1992）

【标准摘要】

本品为桑科植物无花果 *Ficus carica* L. 的成熟或近成熟内藏花和瘦果的花序托。秋季采摘，晒干或加白糖后晒干。

性状：本品多呈扁圆形，有的呈类圆形、梨状或挤压成不规则形，直径2.5～4.5 cm，厚0.5～2 cm。上端中央有脐状突起，并有孔隙；下端亦微凸起，有托梗相连；基部有3枚三角形的苞片或苞片的残基。表面淡黄棕色、黄棕色至暗紫褐色，有10条微隆起的纵皱和脉纹，加糖者皱纹不明显。切面黄白色、肉红色或黄棕色。内壁着生众多卵圆形黄棕色小瘦果和枯萎的小花，果长0.1～0.2 mm。质柔软。气微，嚼之微甜而有黏滑感，加糖者味甜。

【说明】 1. 无花果，来货多是饮片，山西饮片不加糖，偶有个子。无花果栽培品种较多，表面未成熟是青绿色，成熟后是紫黑色，在近成熟时采摘入药。由于无花果采收时间段较长，切制干燥方法不同，有些地方采摘后要用开水烫，所以饮片会有不同颜色。采摘较早的表面纵棱特明显，采摘较晚的表面纵棱相对低些。饮片中部有的是红色，有的是黄白色。

2. 广东王不留行（又叫木馒头、薜荔果）很像无花果，但无花果较小（长约2 cm，直径1.5～2.5 cm），表面纵棱明显突起；而广东王不留行较大（长3.5～6 cm，直径1.5～4 cm），表面纵棱突起不明显。

3. 记载无花果性状的中药材标准还有新疆1980一册、维药1993、四川1979、四川1987、江苏1989、河南1991、贵州1988、贵州2003等。

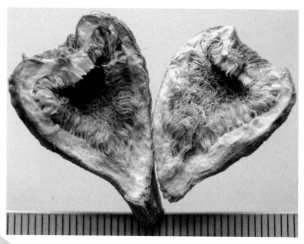

无花果剖开

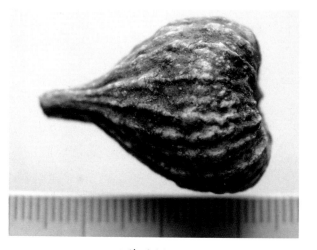

无花果侧面观

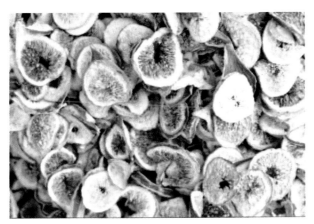

无花果饮片（中间红色）

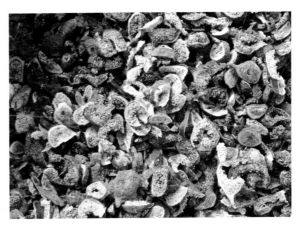

无花果饮片（中间黄色）

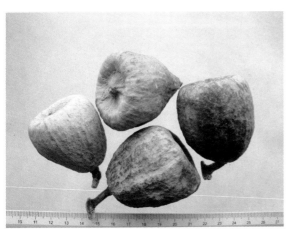

广东王不留行

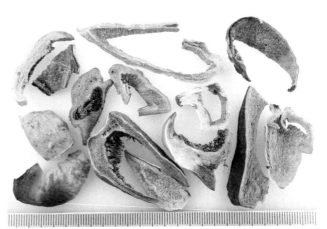

广东王不留行饮片

15 / 元宝草 /

（湖南 2009）

【标准摘要】

　　本品为藤黄科植物元宝草 *Hypericum sampsonii* Hance 的干燥全草。夏、秋两季采挖，除去泥沙，晒干，本品亦为我省少数民族用药。

　　性状：本品常碎断。根细圆柱形，稍弯曲，长3~7 cm，支根细小，淡棕色。茎圆柱形，直径0.2~0.5 cm，表面棕黄色，断面中空。叶对生，两叶基部完全合生，呈元宝状，棕褐色，皱缩破碎。两叶片展平后长7~13 cm，宽0.5~2 cm，全缘，茎自中部贯穿，下表面有多数黑色腺点。聚伞花序顶生，花小，黄色。蒴果卵圆形，种子细小，多数。气微，味淡。

【说明】1. 元宝草特征明显：三分叉的茎从叶中间穿过，叶背面见到多数黑色腺点，再加上果实、种子的特殊形态，不难辨认。

2. 记载元宝草性状的中药材标准还有药典1977、贵州1988、贵州2003、四川1987增补等。

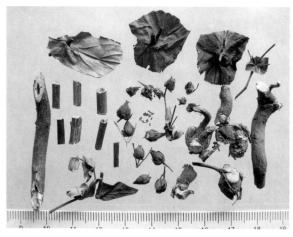

元宝草

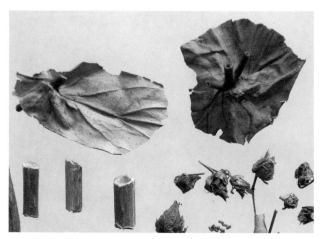

元宝草饮片放大（示穿过叶片的茎）

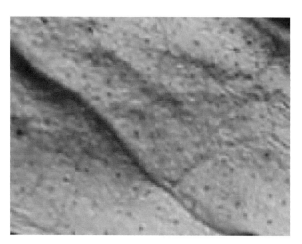

元宝草叶背面放大（示黑色腺点）

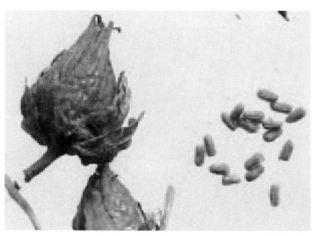

元宝草的果实和种子

16 / 云母石 /

（部标中药材 1992）

【标准摘要】

本品为硅酸盐类矿物云母族白云母，主含含水铝硅酸钾铝 $\{KAl(AlSi_3O_{10})(OH)_2\}$。采挖后，除去杂质。

性状　本品呈不规则板片状，大小不一。无色或略带浅黄棕色、浅绿色、浅灰色，具珍珠样或玻璃样光泽。质韧，可层层剥离，薄片光滑透明，具弹性。气微，无味。

【说明】1. 云母石又名银精石，由无数层薄片叠合而成。表面颜色不一，但剥离的最薄片都是无色的。另有一种金精石，也是由多层薄片组成的，但质软、表面和剥离的薄片发黄。

2. 有些地方很久以来把甲香称云母石或水云母，此情况应属"他种药品冒充此种药品"。目前，我国各种药品标准都没收载甲香，据《中药大辞典》记载：甲香为蝶螺科蝶螺属动物蝶螺及其近缘动物的厣（yǎn）。厣石灰质，厚重，外表灰绿色或灰黄色，具密集小粒状突起，中央偏内下方有一旋涡状刻纹，内面稍平，有旋纹4条。

甲香功效为清湿热、祛痰火、解疮毒，而矿物云母石功效为下气、补中、敛疮、止血，二者作用完全不同。甲香实际也极少应用，但不少药房有老存货。

3. 记载云母石性状的中药材标准还有药典1963、药典1977、山西1987、内蒙古1988、四川1987、新疆1980二册等。

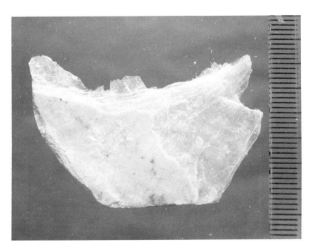

云母石无色

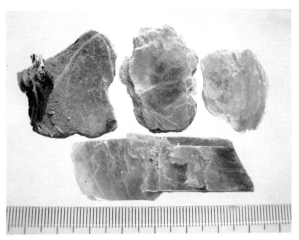

云母石浅灰色

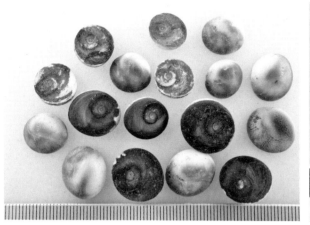

假云母石——甲香（较小）

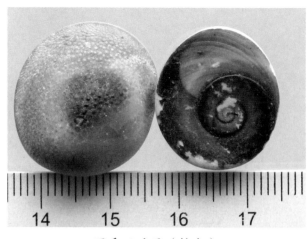

甲香正反面（较大）

金精石

（部标中药材 1992）

【标准摘要】

本品为硅酸盐类矿物蛭石族蛭石。主含含水硅铝酸铁镁 $\{(Mg, Fe, Al)_3 (Si, Al)_4 O_{10} (OH)_2 \cdot 4H_2O\}$。采挖后，除去泥沙及杂石。

性状：本品为片状集合体，多呈不规则板状或扁块状，有的呈近六方形板状。厚 0.2~1.2 cm。褐黄色至暗棕色，具玻璃样光泽而较弱。质较柔软，易切开。断面呈明显层片状，无光泽，可层层剥离，薄片光滑不透明。具挠性。比重大于水。气微，味淡。

鉴别：取本品碎片2~3小块，置于灼热的铁片上，迅速层裂，有的渐卷曲，色泽变淡。体轻，可浮于水面上。

【说明】金精石别名金云母，银精石别名白云母，两者共同特点是断面呈明显层片状，可层层剥离。但金精石表面褐黄色至暗棕色，剥下的最薄片发黄，不透明；而银精石（云母石）表面无色或浅灰色、浅绿色，剥下的薄片无色，透明，很好区别。

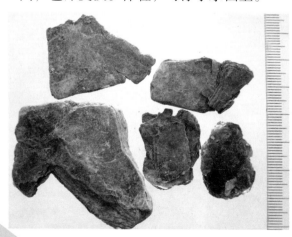

金精石

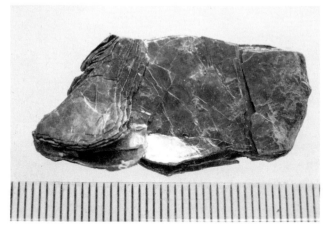

金精石放大（质柔软，可折弯）

17 / 木槿皮 /
（部标中药材 1992）

【标准摘要】

本品为锦葵科植物木槿 *Hibiscus syriacus* L. 的干燥树皮，春、夏两季剥取，晒干。

性状：本品多呈槽状或单筒状，长短不一，厚约 1 mm。外表面青灰白色或灰褐色，有弯曲的纵皱纹及点状小突起（皮孔）；内表面淡黄白色，光滑，有细纵纹。质韧，断面强纤维性。气微，味淡。

【说明】1. 木槿皮外灰里白，断面浸湿后里层颜色变深，呈明显的锯齿状花纹，锯齿的尖直达外皮。与合欢皮的不同点是：合欢皮外灰里黄，断面浸湿后里层深色部分不呈明显的锯齿状，最高处不到外皮（参见《饮片验收经验》合欢皮条）。

2. 记载木槿皮性状的中药材标准还有四川1987、内蒙古1988、江苏1986二、江苏1989等。

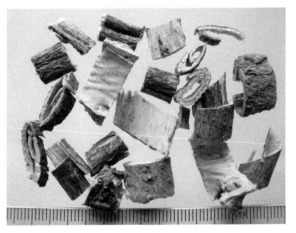

木槿皮

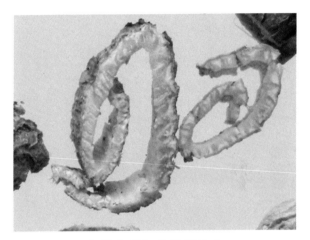

木槿皮横切面润湿放大

18 / 木槿花 /
（部标中药材 1992）

【标准摘要】

本品为锦葵科植物木槿 *Hibiscus syriacus* L. 或白花重瓣木槿 *Hibiscus syriacus* var. *albosplenus* Loudon 的干燥花，夏季花半开放时采收，晒干。

【性状】本品皱缩呈卵状或不规则圆柱状，常带有短花梗，全体被毛。长 1.5～3.5 cm，宽 1～2 cm。苞片 6～7 片，线形。花萼钟状，灰黄绿色，先端 5 裂，裂片三角形。花瓣类白色、黄白色或浅棕黄色，单瓣 5 片或重瓣 10 余片。雄蕊多数，花丝连合成筒状。气微香，味淡。

4 画

【说明】1. 木槿花有单瓣，有重（chóng）瓣，来货多见重瓣。木槿花的花瓣有白、红、粉红等多种颜色，入药只用白色的，白色花瓣放久了变为浅棕色。

2. 木槿花的花萼特点：每片花萼外面有一条细长的副萼，可作为鉴别要点。

3. 记载木槿花性状的中药材标准还有药典1963、药典1977、广西壮药2008、贵州1988、贵州2003、河南1991、江苏1989、内蒙古1988等。

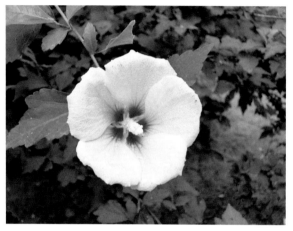

木槿花（原植物）

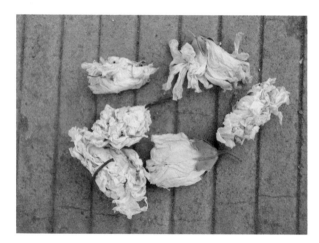

木槿花

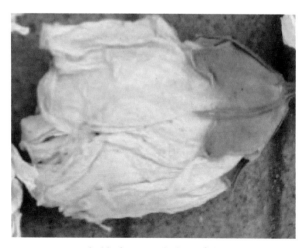

木槿花放大（看副萼）

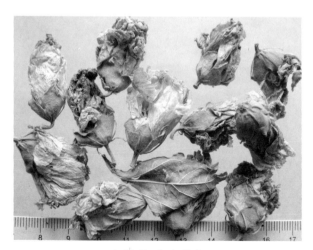

木槿花（陈货）

19 / 五灵脂 /
（药典 1990）

【标准摘要】

本品为鼯鼠科动物复齿鼯鼠 *Trogopterus xanthipes* Milne-Edwards 的干燥粪便。全年均可采收，除去杂质，晒干。根据外形的不同常分为"灵脂块"及"灵脂米"。

性状：灵脂块　呈不规则的块状，大小不一。表面黑棕色、红棕色或灰棕色，凹凸不平，有油润性光泽。黏附的颗粒呈长椭圆形，表面常裂碎，显纤维性。质硬，断面黄棕色或棕褐色，不平坦，有的可见颗粒，间或有黄棕色树脂状物质。气腥臭。

灵脂米　为长椭圆形颗粒，长5~15 mm，直径3~6 mm。表面黑棕色、红棕色或灰棕色，较平滑或微粗糙，常可见淡黄色的纤维，有的略具光泽。体轻，质松，易折断。断面黄绿色或黄褐色，不平坦，纤维性。气微。

炮制：五灵脂　除去杂质，块状者砸成小块。

醋五灵脂　取净五灵脂，炒热，喷醋，再炒干。

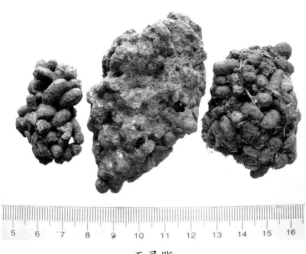

五灵脂

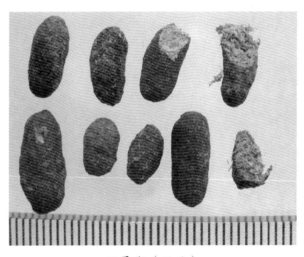

五灵脂（正品）

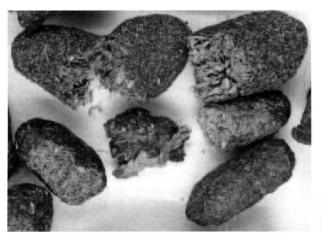

灵脂米（正品内部）

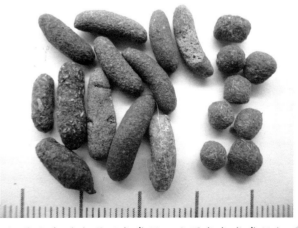

假灵脂米（左图豚鼠粪便，右图鼠兔类粪便）

4 画

23

【说明】1. 五灵脂是常用药，《药典》一直记载。从1995年版开始列入附录，主要是因为药典要排除粪便类药。

2. 老药工讲：复齿鼯鼠主要生长在太行山陡壁的岩洞里，习惯在洞内排便。春、夏、秋季主食松柏树叶，排出的粪便纤维多，呈颗粒状，即灵脂米。而冬季则主食松柏种子，体内油脂多，易排稀便，将粪粒粘接成块，即灵脂块。五灵脂过去都是采取野生的鼯鼠粪便，块、米都有。现在的复齿鼯鼠几乎都是家养，以松柏树叶甚至人工饲料为主要食物，药品全是灵脂米而没有灵脂块了。

3. 灵脂块量少难得，价格高于灵脂米，过去常见伪制品。伪制品有用胶水将其他动物的粪粒粘在一起的，有用沥青粘上灵脂米的，现在都极少见到了。

4. 灵脂米有大有小，《药典》记载"长5~15 mm，直径3~6 mm"（这个数据要熟记），都是椭圆形的。若为圆球形、细小或过长的都要警惕，可能是鼠兔类动物的粪便或豚鼠、大白鼠等动物的粪便。豚鼠粪便细长，一头钝圆另一头尖，表面黑色，较细腻。鼠兔粪便小呈圆球形。

5. 近年来人工做假的"五灵脂"屡见不鲜，种类繁多。我们见到的是用药渣粘接成块，染黑，再加工成型。鉴别要点①看形状表面：假的大小不一，两头有时见平截状，表面有许多细小沙粒，真的两端钝圆，没有沙粒。②手捏：假的质硬捏不动，正品可捏扁搓碎（动物粪便不可能太硬）。③看内部：假的灵脂米外层黑色部分较厚，中间是细碎药渣。真的断面仅外面薄薄一层黑色，内部多为黄绿色或黄色的纵向纤维。也有一种劣品，用正品五灵脂外裹沙粒增重。④嗅：假的没有尿臊气，真的有尿臊气。

6. 记载五灵脂性状的中药材标准还有药典1977、药典1985、药典1990、北京1998、黑龙江2001、湖南2009、蒙药1986、山东1995、山东2002、新疆1980二册等。

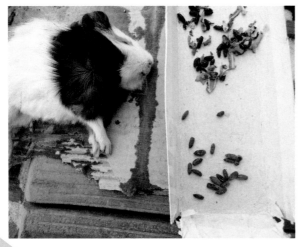

豚鼠及其粪便

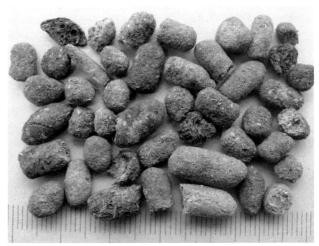

假灵脂米（人工伪造）

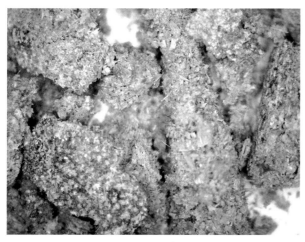

放大：人工伪造灵脂米（表面沙粒内部药渣）

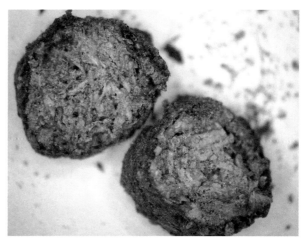

放大：人工伪造灵脂米切开（外层黑色圈厚）

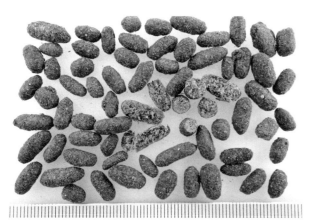

正品外裹沙粒增重

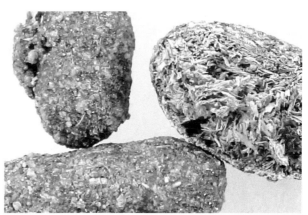

放大：正品外裹沙粒

20 /巨胜子/

（北京 1998）

【标准摘要】

本品为川续断科植物日本续断 *Dipsacus japonicus* Miq. 的干燥成熟果实，秋、冬两季采收，打下果实，晒干。

性状：本品呈类长方形，两端略小，有四棱，长5~6 mm，直径2 mm。表面灰褐色或灰黄色，棱与棱之间有一条明显的线，线与棱之间近于平行，两头方形。质轻，内有种子。气无，味微苦。

【说明】1.巨胜子古代本草多指黑芝麻，至今许多老中医、老药工还是这样认为。而现在药品标准的巨胜子却是川续断科植物日本续断的果实，也叫"北巨胜子"。特征是：果实长方形，四棱明显，棱与棱之间还有一条棱线。

2.巨胜子有一种伪品，为川续断科川续断属Dipsacus sp.的干燥果实。比巨胜子略短小，类长方形，两端较细，具4棱。表面浅黄褐色，棱间有数条细纵纹。顶端中心花柱残基较长。

3.记载巨胜子性状的中药材标准有吉林1977，但来源是菊科植物莴苣（生菜）Lactuca sativa L.的干燥成熟果实。维药1993也记载这种植物，正名叫"莴苣子"。形似小葵花籽，扁长，褐色，表面有十几条平行的细纵棱。

4.三种"巨胜子"来源、性状不同，但功效却有相同之处，都能补肝肾。不同之处为①黑芝麻养血益精、润肠通便。主治精血不足所致腰脚痿软、头晕耳鸣、须发早白、肠燥便秘等。②巨胜子（日本续断果实）功能补肝肾、活血，用于筋骨伤痛、腰痛、崩漏带下、遗精。③莴苣子功效益肝补肾、养血润燥。用于肾亏遗精、筋骨痿软、风湿诸疮。

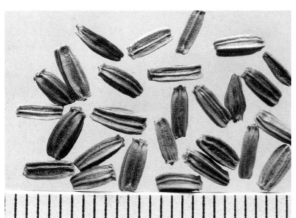

巨胜子－日本续断果实（北京1998）

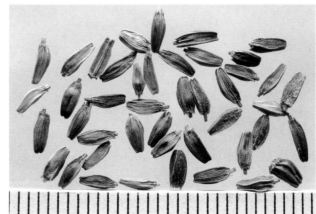

假巨胜子（未定名）

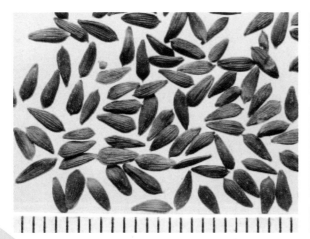

巨胜子－菊科莴苣果实（吉林1977）

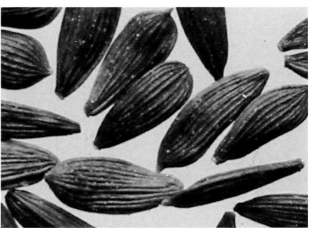

巨胜子（莴苣子放大）

/白巨胜/

（部标中药材 1992）

【标准摘要】

本品为菊科植物莴苣 *Lactuca sativa* L. 的干燥成熟果实。夏、秋两季采收，除去杂质，晒干。

性状：本品呈长卵形，略扁，长3~4 mm，宽1~2 mm。表面灰白色、黄白色或少有棕褐，有光泽，两面具突起的弧形棱线7~8条。质坚，断面白色，富有油性，无臭，味淡。

【说明】1. 白巨胜也叫白巨胜子，山西叫白莴胜子或白莴子，它的形状、表面特征突出，很好认。但要与名称相似的"巨胜子"区别，参见本书巨胜子条。

2. 菊科植物莴苣 *Lactuca sativa* L. 的果实有白色、棕色、褐色几种，部标中药材1922将白色的（或少有棕褐色）称白巨胜；吉林1977等标准将褐色的称巨胜子。白色的稍长大些。

3. 记载白巨胜、白巨胜子、白莴胜子性状的中药材标准有内蒙古1988、蒙药1986、山西1987等。

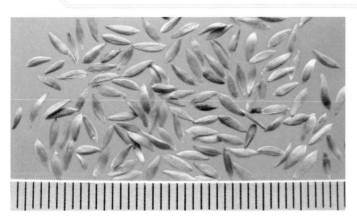

白巨胜（灰白色莴苣子）

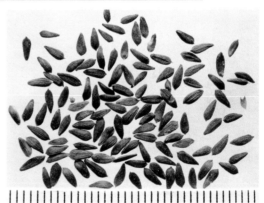

吉林标准的巨胜子（棕褐色莴苣子）

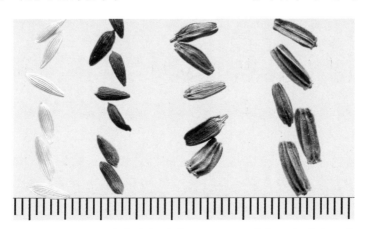

左起：白巨胜、巨胜子（吉林标准）、巨胜子（部颁标准）、假巨胜子

4 画

21 / 牛大力 /

【标准摘要】

本品为豆科植物美丽鸡血藤 *Millettia speciosa* Champ. 的干燥根，全年均可采挖，洗净，除净芦头及须根，切厚片，晒干。

【说明】 1. 牛大力药用根，中间无髓部。但来货有时是茎，中间有圆形的髓，应拒收。

2. 记载牛大力性状的中药材标准有广东 2004、广西 1990、广西壮药 2008 等。

性状：本品呈圆柱形或似多个纺锤形连接在一起，常切成不规则的块片，大小不一。表面黄白色或褐黄色，粗糙，有环状横纹。质硬，难折断，断面皮部灰白色，放射状纹理明显，纤维性，中间灰白色而略松泡，富粉性。气微，味微甜。

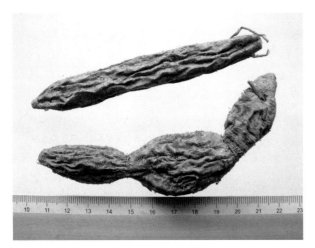

牛大力（个子）

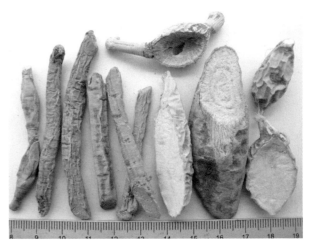

牛大力（左：细，右：粗）

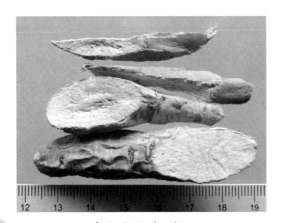

牛大力饮片（根）

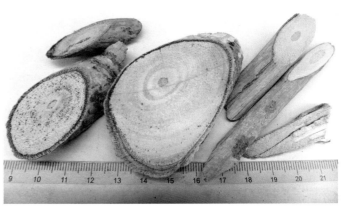

牛大力饮片（茎）

22 / 手参 /

（药典1977）

【标准摘要】

本品为兰科植物手参 *Gymnadenia conopsea* （L.）R. Br. 的干燥块茎。夏、秋两季采收，除去须根及泥沙，晒干。置沸水中烫或煮至内无白心，晒干。

性状：本品略呈手状，长1~4.5 cm，直径1~3 cm。表面浅黄色至褐色，有细皱纹，顶端有茎的残基或残痕，其周围有点状须根痕。下部有2~12个指状分裂，分裂长0.3~2.5 cm，直径0.2~0.8 cm。质坚硬，不易折断，断面黄白色，角质样。无臭，味淡，嚼之发黏。以色黄白、质坚实、断面角质样者为佳。

炮制：除去杂质，洗净，干燥。用时捣碎。

【说明】1.手参别名手掌参、佛手参，有指状分裂，角质样。

2. 记载手参、手掌参、佛手参性状的中药材标准有山西1987、北京1998、部标藏药1995、甘肃2009、湖北2009、四川1987、云南1984、青海藏药1992、黑龙江2001、藏药1979等。

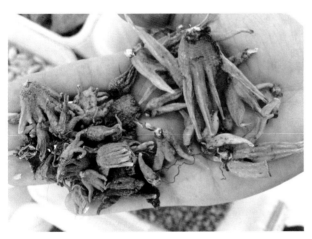

手参

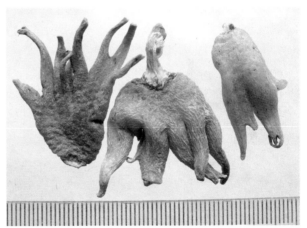

手参

23 / 分心木 /

（部标中药材1992）

【标准摘要】

本品为胡桃科植物胡桃Juglans regia L.果核的干燥木质隔膜。秋季果实成熟时采收，除去果皮和种子，晒干。

性状：本品多破碎成半圆形片状或不规则片状，完整者呈类圆形或椭圆形，直径2.5~3 cm。表面棕色至浅棕褐色，稍有光泽，边缘不整齐，上中部有一卵圆形或椭圆形

4画

29

孔洞，长约占隔膜直径1/2，边缘增厚处呈棕褐色，增厚部分汇合延伸至基部。体轻，质脆，易折断。气微，味微涩。

【说明】1. 分心木又称胡桃隔，是夹在核桃仁中间的木质隔膜，吃核桃时一般都扔掉了。近年在媒体的宣传下，分心木用得越来越多了。来货倒没有假的，但每批货里都掺杂着碎核桃皮壳，有时还有小树棍、小草棍等杂质。杂质超过3%就认为是劣药，拒收。

2. 记载分心木性状的中药材标准还有山西1987。记载胡桃隔的中药材标准有上海1994。

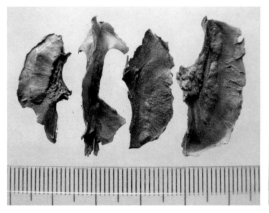

分心木

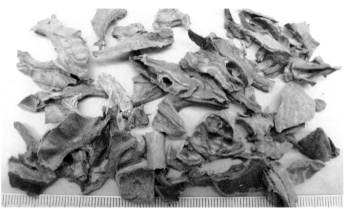

劣分心木（含核桃壳、木棍等杂质）

24 / 凤尾草 /

（部标中药材 1992）

【标准摘要】

本品为凤尾蕨科植物井栏边草 *Pteris multifida* Poir.的干燥全草。夏、秋两季采收，洗净，晒干。

性状：本品长25~70 cm。根茎短，密生棕褐色披针形的鳞片及弯曲的细根。叶二型，丛生，灰绿色或绿色；叶柄细而有棱，长10~30 cm，禾秆色或棕绿色；能育叶片为一回羽状分裂，下部羽片常具2~3枚小羽片，羽片及小羽片下面边缘连续着生，覆有膜质的囊群盖；不育叶的羽片和小羽片较宽，边缘有锯齿。气微，味淡或稍涩。

【说明】1. 凤尾草是蕨类植物，没有地上茎，切碎的叶柄粗细相近。叶片分两种类型：①不育叶（没有孢子的叶）边缘有细尖锯齿。②能育叶（有孢子的叶）边缘翻卷，没有锯齿。蕨类植物没有种子，靠孢子繁殖。凤尾草的孢子是棕色小圆粒，着生在叶片边缘，饮片中有时能看到还没散发出去的孢子。

2. 凤尾草的叶脉也是鉴别要点：侧脉斜向排列，密集整齐。用放大镜看，每条侧脉在离开主脉不远处分成2叉。

3. 记载凤尾草性状的中药材标准还有药典1977、贵州1988、贵州2003（载5种同属植物）等。

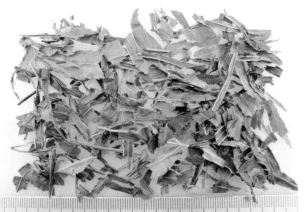

凤尾草饮片

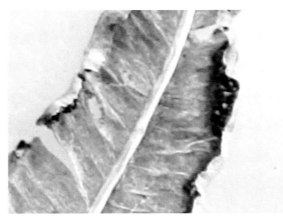

凤尾草能育叶放大（卷边和孢子）

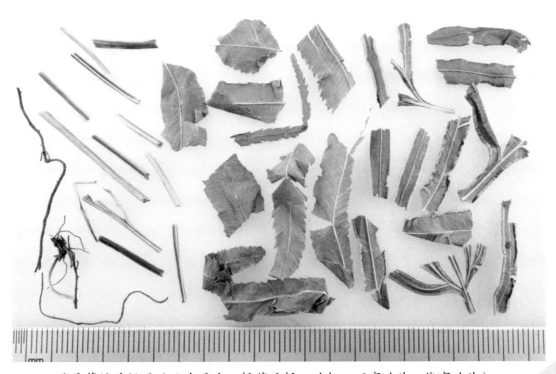

凤尾草饮片摊开（从左至右：根茎及根、叶柄、不育叶片、能育叶片）

【标准摘要】

本品为苦木科植物臭椿 *Ailanthus altissima* （Mill.） Swingle 的干燥成熟果实。秋季果实成熟时采收，除去果柄，晒干。

性状：本品为翅果，呈矩圆形或卵状披针形，扁平，长3.5~4 cm，宽1~1.2 cm。表面淡棕色至黄褐色，微现光泽，有细密的脉纹，膜质，中部具一条横向的凸纹，中央突起，呈扁球形，内含种子1枚，少数翅果有残存的果柄。质轻，剥开后，有种子1枚，呈扁圆形，种皮黄褐色，内有2片黄绿色肥厚的子叶，富油性。气无，味苦。

【说明】1. 凤眼草又叫臭椿子，像凤凰的眼睛，眼球就是种子。我国有7种臭椿属植物，果实都这样，只是每个品种的翅果长短不同（3~8 cm）。入药时不加区分，有时来货大小不等可能是不同品种的缘故。除了臭椿子，没见过这样的药材。

2. 记载凤眼草性状的中药材标准还有北京1998、甘肃（试行）1995、甘肃2009、山东1995、山东2002、上海1994等。

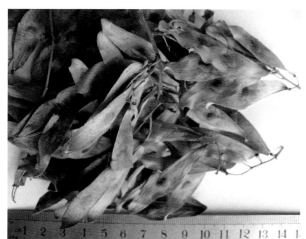

凤眼草

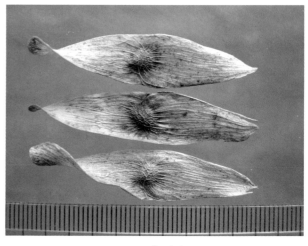

凤眼草放大

26 / 凤凰衣 /

（山西 1987）

【标准摘要】

本品为雉科动物家鸡 *Gallus gallus domesticus* Brisson 蛋壳内的干燥卵膜。全年均可采收，取孵小鸡后蛋壳内的软膜，洗净，阴干。

性状：本品为皱褶状的薄膜，大小不一。外表面白色，内表面淡黄白色，具棕色线样血丝，边缘不整齐。体轻，略有韧性，易破碎。气微，味淡。以色白、不碎者为佳。

【说明】1. 凤凰衣取鸡蛋壳里面那层薄膜，来货中常有许多带鸡蛋壳的，如鸡蛋壳超过3%的我们都退货。

2. 记载凤凰衣性状的中药材标准还有药典1963、药典1977、甘肃（试行）1995、甘肃2009、贵州1988、贵州2003、北京1998、河南1993、湖南2009、山东1995、山东2002、新疆1980二册、上海1994等。

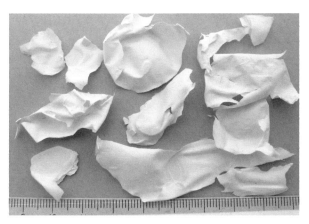

凤凰衣

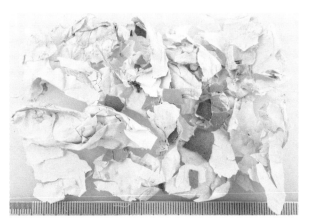

凤凰衣（带蛋壳）

27 / 六月雪（白马骨）/

（药典 1977）

【标准摘要】

本品为茜草科植物六月雪 *Serissa serissoides* （DG.）Druce 或白马骨 *Serissa foetida* Gomm. 的干燥全株。全年均可采挖，除去泥沙，晒干。

性状：六月雪　　长40~100 cm。根细长，灰白色。茎圆柱形，多分枝，直径0.3~0.8 cm，表面深灰色，有纵裂隙，外皮易剥离；嫩枝灰色，微有茸毛。叶对生或丛生，有短柄；叶片卵形或长卵圆形，长1.5~3 cm，宽0.8~1 cm，绿黄色，全缘。小花无梗，苞片及萼片刺毛状，灰绿色，花冠漏斗状，白色。核果近球形。气微，味淡。

白马骨　　叶较小，狭卵形，长0.7~1.5 cm。苞片及萼片非刺毛状。

4 画

【说明】1. 六月雪又叫白马骨，原植物是一种小灌木。饮片中花、果经常看不到，主要看茎和叶的特征：①茎发白，不太粗（直径0.3～0.8 cm），多见纵向的裂纹，细枝上有的可见短毛。②叶片薄，革质，就是说像皮衣的皮子，稍厚，不易碎，在饮片里常能挑出完整的叶片。叶片虽然常卷缩，但泡软展开后可见叶的特征：对生或簇生（从第二张图中上部可见叶残片在枝上着生的位置），卵形或长圆状卵形，全缘，两面羽状网脉突出。③尝叶子，淡而无味。

2. 记载六月雪性状的中药材标准还有药典1977、山东1995、山东2002、湖南2009、湖北2009、上海1994。记载白马骨性状的中药材标准有贵州2003等。

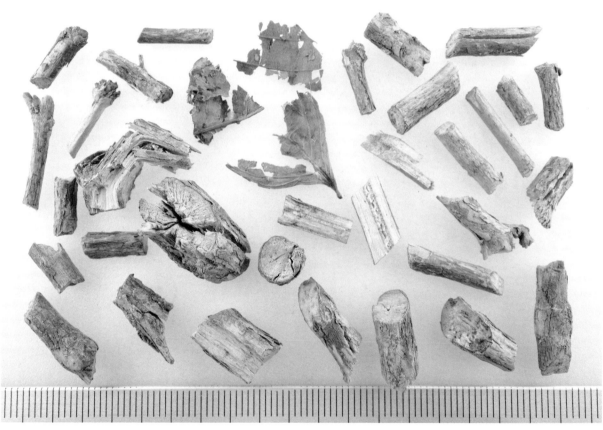

白马骨饮片（看茎外皮灰白色、纵裂纹、易脱落）

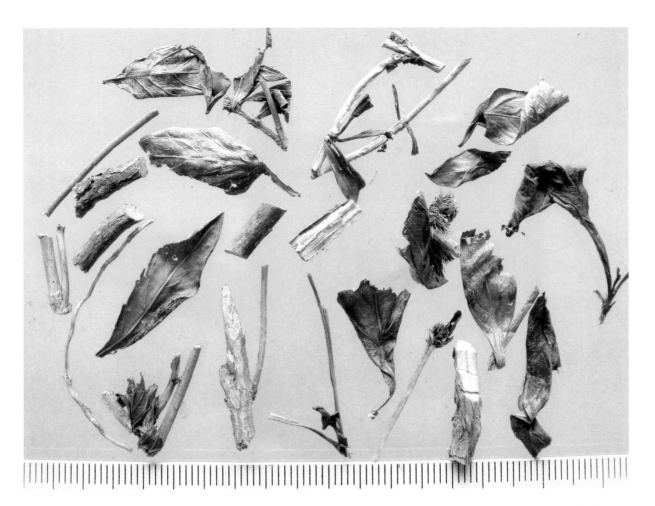

白马骨饮片泡软、摊开（看细茎上的茸毛，叶片对生或簇生、叶片全缘、叶脉两面突起）

28 / 六神曲 /

（中曲 1987）

【标准摘要】

本品为辣蓼、青蒿、苍耳、赤小豆、苦杏仁、小麦粉等经发酵而成的曲剂。

处方　　小麦粉100 kg，赤小豆3 kg，炒苦杏仁3 kg，鲜苍耳2.5 kg，鲜青蒿2.5 kg，鲜辣蓼2.5 kg。

制法　　以上六味，赤小豆、炒苦杏仁两味粉碎成粗粉，过筛，加入小麦粉中，混匀；鲜苍耳、鲜青蒿、鲜辣蓼切段，加适量水，煎煮两次，合并煎液，滤过；将煎液加入面粉中，搅拌均匀，揉成团块，置模中压实，取出，切成边长3 cm的立方块，堆置一起，覆盖保温，待其发酵后，取出，晒干或烘干。

4画

性状：本品呈方形或长方形块状，长、宽约3 cm。表面黄白色，粗糙。质硬脆，断面不平，类白色，可见褐色颗粒及发酵后的孔洞。有陈腐气，味苦。以陈久、无虫蛀者为佳。

炮制：炒六神曲　取六神曲，照麸炒法炒至表面焦黄色，取出，筛去麸皮，放凉。

焦六神曲　取六神曲，照清炒法用武火炒至表面焦褐色，内部焦黄色。喷淋少许清水，炒干，取出，放凉。

性状：本品呈方形或不规则块状。外表灰黄色，粗糙，质脆易断。断面黄白色或灰黄色，渣状，可见发酵后的空洞。具发酵的特异香气，味微苦、辛。

【说明】1. 六神曲也写作六神粬，简称神曲、六曲。各地标准用料及比例不同，有的地方用麦麸或麦麸+全麦粉，赤小豆、苦杏仁的量也有多有少。问题较大的是三种草（鲜苍耳苗、鲜辣蓼苗、鲜青蒿苗），据了解现在基本没有用鲜嫩的，都是用长大的干草粉碎投料或熬汤和粉。发酵程度也不讲究，应该是出现白毛即刻干燥，有些出现黄、黑、红毛才干燥。更有甚者，用麦麸+面粉成型烘干就成，根本不发酵，质地特别硬，闻不到发酵的曲香气。还有的为了体现神曲中有赤小豆，在制好的曲块上粘上一两个完整的赤小豆。另外，还有用其他物质伪造神曲的，这也是不符合标准要求的。现在国家开始将神曲等曲类药品按中成药管理，饮片厂无权生产，用货单位都要从定点厂家进货。

2. 记载六神曲性状的中药材标准还有甘肃（试行）1991、甘肃2009、山东1995、山东2002、四川1984、四川1987、宁夏1993、内蒙古1988、贵州2003、北京1998等。

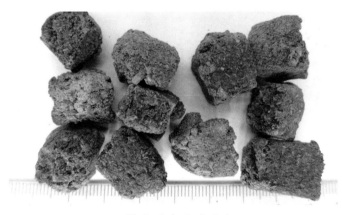

六神曲（有曲香气）

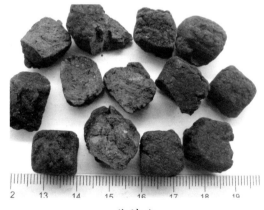

焦神曲

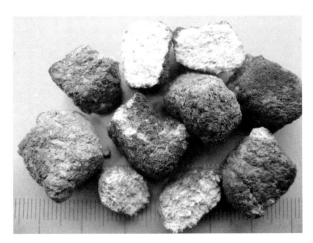

假神曲（石膏粉、稻糠加工制成）

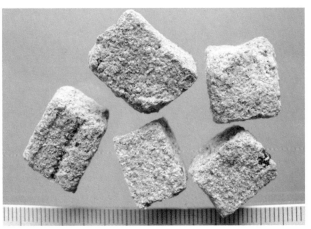

放大假神曲（质硬咬不动）

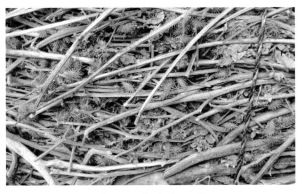

做神曲原料（苍耳草）

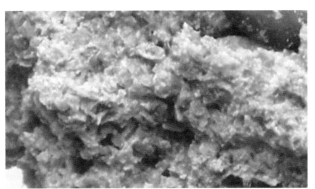

神曲放大（麸皮、完整赤小豆）

/建神曲/

（山东2002）

【标准摘要】

本品为麦粉、麸皮、藿香、青蒿等中药粉末混合后，经发酵制成的曲剂。当外部长出菌丝后，从模中取出，晒干。

性状：本品为不规则的块状。表面土黄色、黄绿色或棕褐色，粗糙。具清香气，味淡、微苦。

【说明】1. 建神曲又名建曲，是在六神曲配方的基础上增加麦芽、山楂、陈皮、广藿香、苍术、厚朴、川木香、白芷、槟榔、炒枳壳、紫苏、薄荷、谷芽、官桂、香附、甘草等药材，发酵而成。建神曲目前按中成药管理，验收只要有厂家的合法文件、质检报告，包装上有生产日期、批号、有效期，包装完整，无虫蛀、霉变、湿渍、破损等异常情况，就可收货。

2. 记载建曲性状的中药材标准还有四川1979、四川1987、山东1995、山东2002等。

4 画

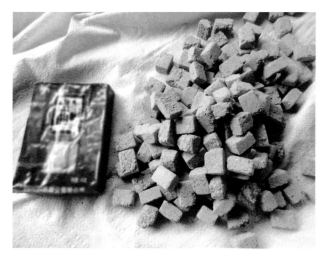

建神曲

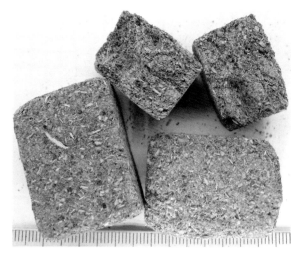

建神曲放大（表面及断面）

29 / 水半夏 /

（部标中药材 1992）

【标准摘要】

本品为天南星科植物鞭檐犁头尖 *Typhonium flagelliforme*（Lodd.） Blume 的干燥块茎。冬末春初采挖，除去外皮及须根，晒干。

性状　本品呈圆锥形、半圆形或椭圆形，直径0.5~1.5 cm，高0.8~3 cm。表面类白色至棕黄色，略有皱纹，残留的外皮为黄白色至棕黄色，并有多数隐约可见的细小根痕，上端类圆形，有凸起的叶痕或芽痕，呈黄棕色至棕色。有的下端略尖。质坚实，断面白色，粉性。气微，味辛辣，麻舌而刺喉。

【说明】1. 水半夏来货常称为"半夏"，有个有片，有生有制（姜、清、法）。与半夏的区别主要有三点：①体长不呈球状，多数一头大一头小。②茎痕在粗头，多偏一侧不在中央。③微凸的须根痕遍布全体。饮片横切为圆形似半夏，应看多数。

2. 水半夏部颁标准只记载了姜制一种炮制品，现在仿半夏炮制也有法水半夏和清水半夏。

3. 水半夏来源于犁头尖属，也是国家药品标准收载品种，广西等地有种植，当地习用。20世纪80年代半夏严重缺货，水半夏被当作半夏卖到全国。现在由于各地发展种植，半夏不缺了。但水半夏因价格低廉仍以"半夏"的身份活跃在市场上，就成了"他种药品冒充此种药品"的假药了。

4. 记载水半夏性状的中药材标准还有药典1977、四川1987增补等。

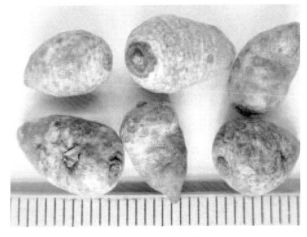

水半夏个（生）

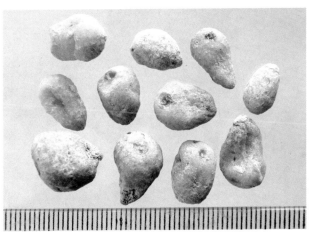

清水半夏个

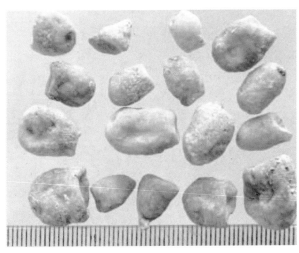

清水半夏个（剪去尖部冒充半夏）

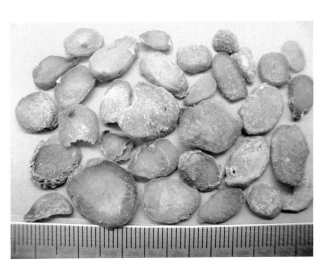

姜水半夏片

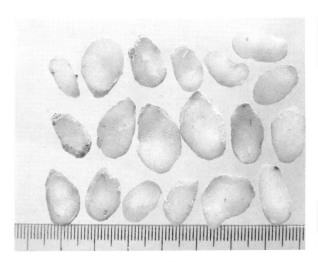

清水半夏片

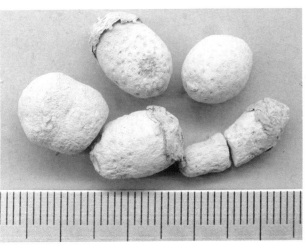

法水半夏个（剪去尖部冒充法半夏）

30 / 玉米须 /

（部标中药材 1992）

【标准摘要】

本品为禾本科植物玉蜀黍 *Zea mays* L. 的干燥花柱和柱头。夏、秋两季果实成熟时收集。除去杂质，晒干。

性状：本品呈绒状或须状，常集结成团。花柱长达30 cm，淡黄色至棕红色，有光泽，柱头短，2裂。质柔软，气微，味微甜。

【说明】1. 玉米须没假的。来货都成团状，要撕开看里面有没有尘土、石块、玉米粒等杂质（实际上常有），杂质超过3%的拒收。

2. 记载玉米须性状的中药材标准还有药典1977、山西1987、河南1991、贵州2003等。

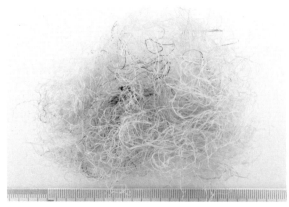
玉米须（淡黄色）

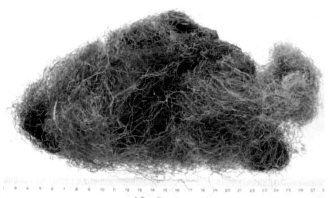
玉米须（棕红色）

31 / 石上柏 /

（湖南 2009）

【标准摘要】

本品为卷柏科植物深绿卷柏 *Selaginella doederleinii* Hieron 的干燥全草。全年可采，洗净，晒干。

性状：本品全长约35 cm，主茎类扁形，略扭曲，黄绿色，基背部略隆起，具2列斜展的背叶；其腹部有3条纵沟，并具2列指向枝顶的腹叶。侧枝密，多回分枝，常在分枝处生出支撑根。叶二形，展平后，背叶呈卵状矩圆形，钝头，上缘有微齿，下缘全缘；腹叶呈矩圆形，龙骨状，具短刺头，边缘有细齿。叶多卷曲，上表面绿色或黄绿色，下表面灰绿色或淡灰绿色。孢子囊穗四棱形，直径1.4 mm，顶生，常有二穗。气微，味淡。

【说明】1. 石上柏因能抗癌，近年用得多了起来。干燥饮片乍一看，像是有很多分枝的小树枝，细看会发现所有的小枝上都被卷曲的小叶包裹着。小叶润湿后自然展开呈绿色，分4行排列。外侧两行大叶斜向伸展，叫"背叶"；中间两行小叶尖头与茎平行叫"腹叶"，长叶的茎扁扁的。具备这些特点的就是石上柏。

2. 记载石上柏性状的中药材标准还有广东2010、广西1990、江西1996、上海1994、江苏1989增补等。

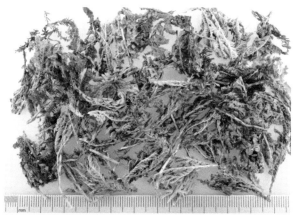

石上柏饮片

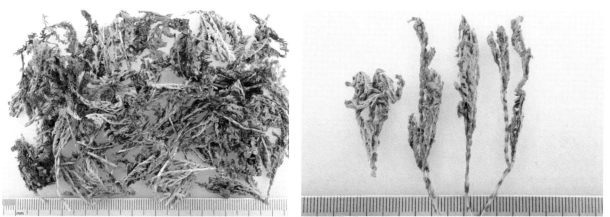

石上柏枝叶

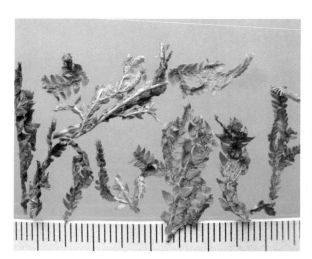

石上柏浸湿展开

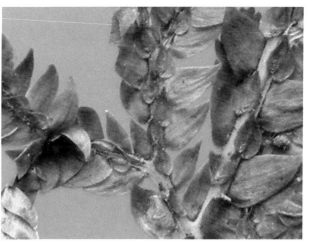

石上柏叶放大：腹叶（中间小叶）、背叶（两侧大叶）

32 / 石见穿 /

（药典 1977）

【标准摘要】

本品为唇形科植物华鼠尾草 *Salvia chinensis* Benth. 的干燥地上部分。夏、秋两季花期采割，除去杂质，干燥。

性状：本品根直立或多分枝，残留支根或根痕呈棕红色或棕褐色。茎呈方柱形，有的有分枝，长20~70 cm，直径0.1~0.4 cm。表面灰绿色至暗紫色，被白色柔毛。质脆，易折断，断面黄白色。叶对生，有柄，为单叶或三出复叶，叶片多皱缩、破碎。完整者展平后呈卵形至披针形，长1.5~8 cm，宽0.8~4.5 cm，边缘有钝圆齿，两面被白色茸毛。轮伞花序多轮，每轮有花约6朵，组成假总状花序，萼筒外面脉上有毛，筒内喉部有长硬毛。花冠二唇形，蓝紫色。气微，味微苦涩。以叶多、色绿、带花者为佳。

【说明】1. 石见穿有的标准是用地上部分（北京、山东、上海），有的标准是用全草（湖南、河南），见到来货带根先看发货方依据的是什么标准。我们见到的货都是带根的，按湖南标准是允许的。

2. 石见穿不常用，来货少，与其他四棱茎的草类药相似。鉴别要点：①石见穿饮片棕褐色，只有茎叶看不到花；叶较厚，不太易碎。②石见穿茎四棱，髓部大，茎、叶、花萼的表面都有白毛，可与无毛的荆芥、紫苏、益母草、泽兰、半枝莲、马鞭草、穿心莲等区别。③石见穿没有香气，可与有香气的广藿香、香薷、薄荷区别。

3. 记载石见穿性状的中药材标准还有湖南2009、山东1995、山东2002、河南1993、北京1998、上海1994等。

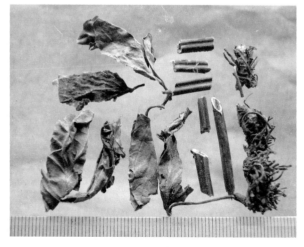

石见穿

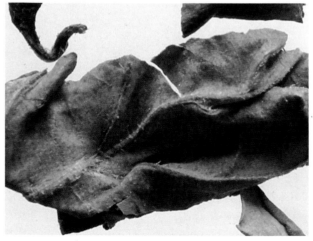

石见穿叶（白色茸毛）

33/石莲子（甜石莲）/

（药典1963）

【标准摘要】

本品为睡莲科植物莲 *Nelumbo nucifera* Gaertn. 的干燥成熟果实，均系栽培，主产于湖南、湖北、福建、江苏、浙江等地。收集坠入水中沉于泥内的果实，洗净，晒干；或秋末冬初莲房干枯时，割下莲房，取出果实，选择黑色坚硬者即得。

性状：本品呈卵圆形或椭圆形，两头略尖，长4~5 cm，直径2~3 cm（注：山东标准是长1.5~2.0 cm，直径0.8~1.2 cm）。外皮灰黑色，表面平滑，密生浅色小点，一端有小圆孔，另一端有小短柄，小柄旁边有圆形小突起。质坚硬，不易破开，内有一椭圆形种子，即莲子，种皮红褐色，不易剥离。种子的一端具突起的帽状物，种仁2瓣，淡黄白色，显粉性，中间有一绿色莲子心。种仁无臭，味甘淡，微涩。

【说明】1. 药用石莲子有两种："甜石莲"和"苦石莲"。甜石莲是带壳的莲子，记载的标准有药典1963、贵州1965、贵州1988、四川1987增补、山东1995、山东2002、河南1993。苦石莲是豆科植物喙荚云实 *Caesalpinia minax* Hance 的果实，记载的标准是蒙药1986。这两种药材在标准中的正名都是"石莲子"，别名是甜石莲或苦石莲。山西用的石莲子主要是甜石莲，少数地方用苦石莲。根据国家标准高于地方标准的原则，苦石莲往往被当作伪品查处。两种石莲子功效有别，甜石莲甘、平、涩，清心、开胃，治噤口痢；苦石莲苦、凉，清热化湿、散瘀止痛，可治风热感冒、痢疾、淋浊、哕逆、痈肿、疮癣、跌打损伤、毒蛇咬伤。

2. 石莲子（甜石莲）与苦石莲的区别点有①形状：石莲子中间粗向两头渐尖。苦石莲中部粗细相同，两头钝圆。②表面：石莲子没有横环纹，苦石莲多数横环纹遍布全体。③砸开：石莲子有绿色莲子心，苦石莲也有小型胚，是淡黄色不是绿色。④口尝：石莲子肉无味，苦石莲甚苦。

3. 发现有个别单位用蒲葵子当石莲子用，蒲葵子是棕榈科植物蒲葵 *Livistona chinensis*（Jacq.）R. Br. 的干燥成熟果实，记载的标准有上海1994、广西1996。蒲葵子与甜石莲外形、大小、颜色、质地、气味均极相似，主要区别点：①蒲葵子表面具不规则细纵皱纹，可见1至3条纵向细棱；而甜石莲是表面光滑，没有纵纹、纵棱。②蒲葵子里面没有绿色莲子心。性味涩、平，止血、抗癌，用于血崩、外伤出血及各种癌症。虽然是药，但若称为石莲子，就是"他种药品冒充此种药品"，成假药了。

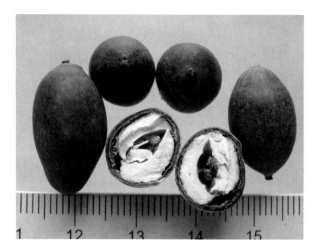

石莲子（甜石莲）

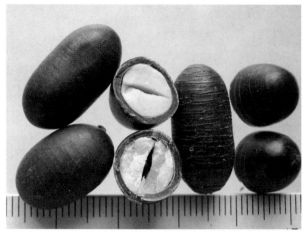

石莲子（苦石莲）

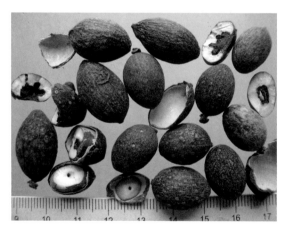

假石莲子（蒲葵子）

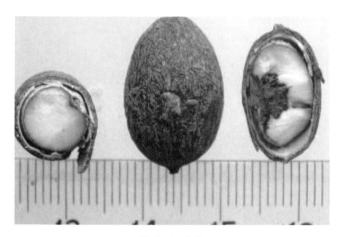

蒲葵子放大

34／石楠叶／

（部标中药材 1992）

【标准摘要】

本品为蔷薇科植物石楠 *Photinia serratifolia*（Desfontaines）kalkman 的干燥叶，夏、秋两季采收，晒干。

性状：本品呈长椭圆形或长倒卵形，长8~16 cm，宽2.5~6.5 cm。先端短尖，基部近圆形或宽楔形，边缘具细密锯齿。上表面暗绿色至棕紫色，较光滑，主脉处稍凹陷；下表面色较浅，主脉突起，侧脉羽状排列。革质而脆。气微，味微苦、涩。

饮片验收经验
（非药典品）

【说明】1. 石楠叶来货个子、饮片都有，识别要点：①叶棕紫色，厚硬。②边缘有细密小锯齿，稍向背面反卷。③主脉在叶的上面凹陷，在背面明显凸起；侧脉在叶的两面都凸起，上面更明显。

2. 石楠属植物我国有40多种，分布各地，以江南诸省为多。部颁标准只规定石楠一种植物，实际上免不了其他植物的叶混入商品。有时我们见到饮片中有的锯齿稍长，可能就是这种情况。我们觉得同属植物问题不大，也就收了。

3. 记载石楠叶性状的中药材标准还有药典1963、药典1977、内蒙古1988、新疆1980二册等。

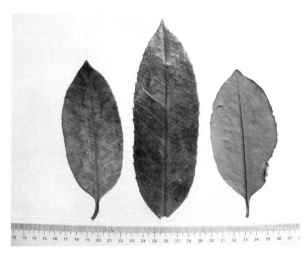

石楠叶（个子）

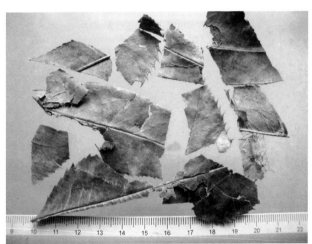

石楠叶（饮片）

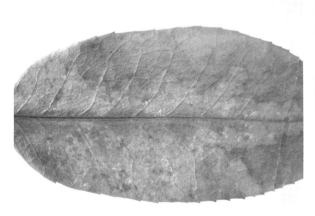

石楠叶上面

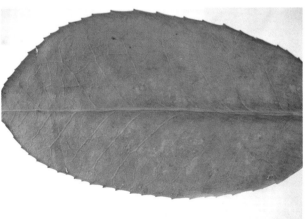

石楠叶背面

35 / 石燕 /

【标准摘要】

本品为古代腕足类石燕科动物中华弓石燕 *Cyrtiospirifer sinensis* Grabau 与戴维逊穹石燕 *Cyrtiopsis davidsoni* Grabau 及多种近缘动物的化石。

性状：本品形略似燕，表面青灰色或土棕色，大小不等，轮廓有方形、圆形、梯形、三角形及卵形，长1.5~2.5 cm，宽1.5~4 cm，厚1.5~2.5 cm。它由不等的两个外壳叠合在一起而成，较大者称腹壳，位于上方，较小者称背壳，位于下方。两壳后缘较平齐，有一近于宽等腰三角形或呈宽缝状的铰合面，正中可见三角形洞孔或双板。前缘较圆，直伸或稍下弯。腹壳的顶区隆凸，正中有一凹槽（称腹中槽）。背壳正中常凸隆（称背中隆）。两侧壳面急剧倾斜呈翅状。壳面有放射状线纹（壳线）和圆心性层纹（壳层）。质坚如石，砸碎后断面呈青灰色或红棕色。无臭，味淡。

鉴别：取本品少量，滴加稀盐酸，即发生大量气泡，溶液显钙盐及铁盐的鉴别反应。

炮制：石燕　洗净，干燥，捣碎。

煅石燕　取净石燕，砸成小块，照煅淬法煅至红透，即投入醋中淬酥，取出，放冷，研粉。

每100 kg石燕，用醋20 kg。

> 【说明】1. 石燕属冷背货，但不少药房有存货。形似飞蛾，质硬如石。从厚的一边看去，分成两壳，中间常有一空洞。有三角状凹槽的一面叫腹壳，另一面叫背壳。两壳表面都有密集的放射状沟纹。砸碎的饮片仍可看到这些特征。
>
> 2. 记载石燕性状的中药材标准还有青海藏药1992、新疆1980二册、四川1984、四川1987等。

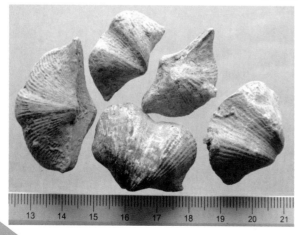

石燕

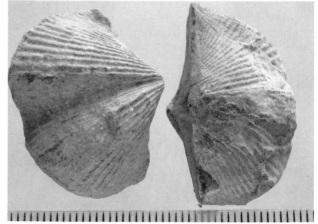

石燕表面（左：腹面；右：背面）

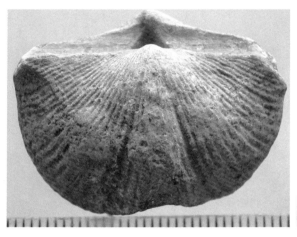
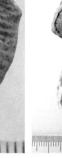

石燕（两壳叠合）

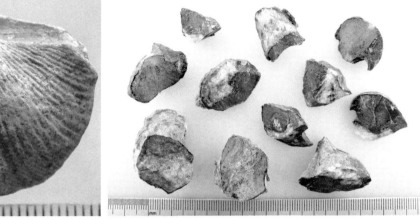

石燕（断面）

36 /龙齿/

（药典1977）

【标准摘要】

本品为古代哺乳动物马类（如三趾马）、犀类、鹿类、牛类、象类等的牙齿化石。采挖后，除去泥沙及牙床。

性状：本品呈完整的齿状或破碎成不规则的块状。可分为犬齿及臼齿。犬齿完整者呈圆锥形，先端较细或略弯曲，直径0.8~3.5 cm，近尖端处断面常中空；臼齿呈圆柱形或方柱形，略弯曲，一端较细，长2~20 cm，直径1~9 cm，多有深浅不同的沟棱。表面呈浅蓝灰色或暗棕色者，习称"青龙齿"；呈黄白色者，习称"白龙齿"。有的表面可见具光泽的釉质层（珐琅质）。质坚硬，断面粗糙，凹凸不平，或有不规则的凸起棱线，有吸湿性。无臭，无味。以断面吸湿性强者为佳。断面无吸湿性，烧之发烟有异臭者，不可供药用。

【说明】1. 龙齿伪品甚多，都是现代动物牙齿冒充。区别点：真龙齿是牙齿化石，质地坚重如石。尤其是其上附着的土都已石质化，刷不掉，水冲不去。假龙齿表面的土冲刷可掉，有的内部都已成黑色疏松，更不可用了。

2. 记载龙齿性状的中药材标准还有药典1963、山西1987、甘肃（试行）1996、甘肃2009、湖南2009、上海1994、北京1998、河南1993、内蒙古1988、新疆1980二册、藏药1979、广东2010、山东1995、山东2002、宁夏1993等。

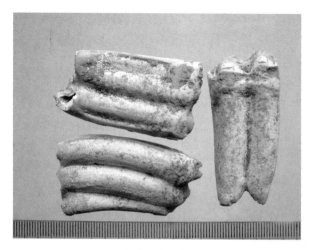

龙齿（白）

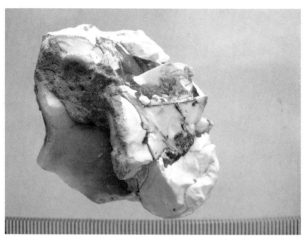

龙齿（青）

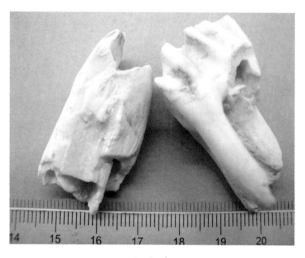

假龙齿

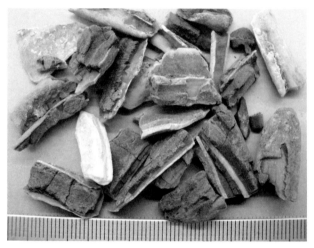

假龙齿

37／龙骨

（药典1977）

【标准摘要】

本品为古代哺乳动物马类（如三趾马）、犀类、牛类、象类等的骨骼化石或象类门齿化石，前者习称"龙骨"，后者习称"五花龙骨"。挖出后除去泥沙及杂质，"五花龙骨"极易破碎，常用毛边纸粘贴。

性状：龙骨　呈骨骼状或已破碎成不规则的块状，大小不一。表面白色、灰白色或淡棕色，多较平滑，有的具纹理与裂隙或棕色条纹和斑点。质硬，断面不平坦，关节处有多数蜂窝状小孔。吸湿性强，无臭，无味。

五花龙骨　呈不规则块状，有的呈圆柱状，大小不一，长短不一，直径5~25 cm。类灰白色、淡黄白色或淡黄棕色，夹有蓝灰色及红棕色深浅粗细不同的花纹，偶有不具花纹者。质硬，较酥脆，易呈片状脱落。

【说明】1. 五花龙骨是象牙化石，量少价高，我们没收过。图中五花龙骨商品是在亳州药市拍的，分享给大家。五花龙骨圆柱形，表面平滑，横断面同心性层纹明显、夹杂黄色或蓝青色条斑。有的酥脆，易成片状剥落。带黄色条斑的叫"五花龙骨"，断面带青蓝条纹的叫"青花龙骨"。因青花龙骨难得，价格比五花龙骨高，二者合称"花龙骨"。这都是20世纪60年代以前的商品规格，后来不分，都叫"五花龙骨"，除五花龙骨外的龙骨都叫"土龙骨"。

2. 目前龙骨来货都是土龙骨，是多种古代动物的骨骼化石。土龙骨特点是：骨头的外形，石头的质地，上面的土都石质化了，水冲不掉色，刀刻有痕迹。假的龙骨都是现代的兽骨冒充，虽有骨形而无石质，质地疏松，手掰即断。真假龙骨都能粘舌，不能用是否粘舌来判断真伪。

3. 记载龙骨性状的中药材标准还有药典1963、山西1987、甘肃（试行）1996、甘肃2009、北京1998、上海1994、湖南2009、内蒙古1988、蒙药1986、宁夏1993、新疆1980二册、河南1993、藏药1979、广东2004、山东1995、山东2002等。

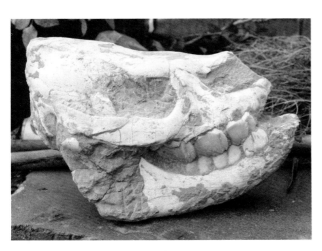

龙骨 1

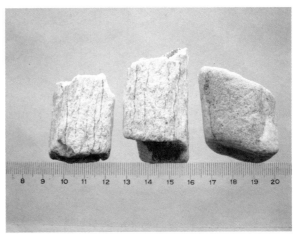

龙骨 2

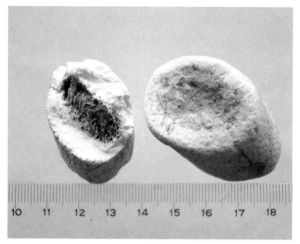

龙骨断面

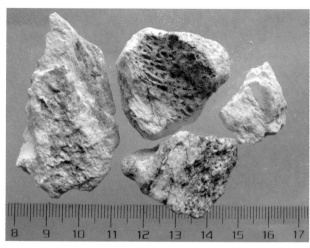

龙骨蜂窝状小孔

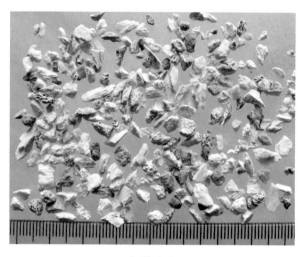

龙骨小粒

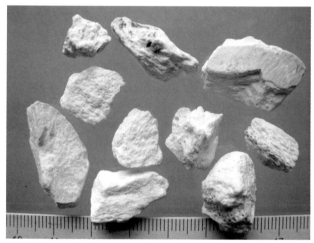

龙骨伪品

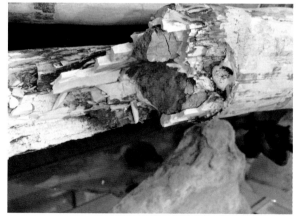

五花龙骨

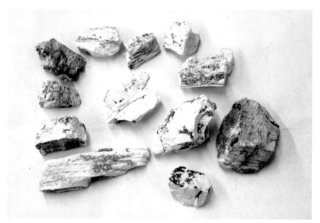

五花龙骨碎块

38 / 龙葵 /

（药典 1977）

【标准摘要】

本品为茄科植物龙葵 *Solanum nigrum* L. 的干燥地上部分。夏、秋两季采割，除去杂质，干燥。

性状：本品茎呈圆柱形，有分枝，长20~60 cm，直径0.2~1 cm。表面绿色或黄绿色，抽皱呈沟槽状。质硬而脆，断面黄白色，中空。叶对生，皱缩或破碎，完整者展平后呈卵形，暗绿色，长2.5~10 cm，宽1.5~5.5 cm；暗绿色，全缘或有不规则的波状粗齿；两面光滑或疏被短柔毛；叶柄长1~2 cm。聚伞花序腋生，花4~10朵，多脱落，花萼杯状，棕褐色，花冠棕黄色。浆果球形，直径约6 mm，表面棕褐色或紫黑色，皱缩。种子多数，棕色。气微，味淡。

【说明】1. 龙葵的特点：①茎、叶（两面）、果柄、宿萼都被有白色微毛，即使是饮片也可以看到。②茎中空。③龙葵的果实众多，饮片中很容易找到，类圆球形，表面多呈棕褐色，皱缩成网纹，一端残留果柄。可作为鉴别要点。

2. 记载龙葵性状的中药材标准还有山西1987、贵州1988、贵州2003、北京1998、甘肃（试行）1995、甘肃2009、河南1991、山东1995、山东2002、上海1994、湖南2009、湖北2009等。

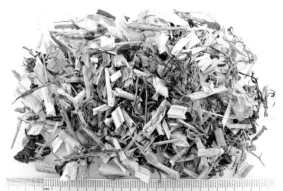

龙葵饮片

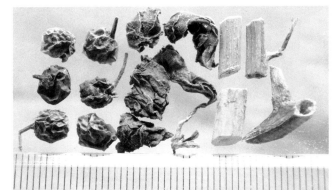

龙葵（左至右：果实、叶、茎）

39 / 叶下珠 /

（湖北2009）

【标准摘要】

本品为大戟科植物叶下珠 *Phyllanthus urinaria* L. 的干燥全草。春、夏、秋季采收，去除杂质，晒干。

性状：本品长15~40 cm。主根不发达，须根多，呈灰棕色。茎类圆柱形，多分枝，直径0.15~0.3 cm，具纵棱；嫩枝微具毛茸。单叶互生，排成2列，形似羽状复叶。叶片卵状椭圆形至长椭圆形，长0.7~1.3 cm，宽0.2~0.5 cm，先端圆或有小尖头，基部偏斜或近圆形，全

【说明】1. 叶下珠饮片中的叶小，大多完整。果实很多，特征明显。凭这两点对照标准，叶下珠很好认。

2. 记载叶下珠性状的中药材标准还有云南1996、云南2005、福建2006、广西1990、湖南2009、浙江2000等。

缘。叶片上表面绿色，下表面灰绿色，易脱落，叶缘处有短毛。叶柄极短。托叶小，2枚，披针形。偶见花，花小，几乎无花梗。蒴果扁圆球形，黄色，直径0.2~0.25 cm，近无柄，在叶下呈2列着生，表面有瘤状突起物。气微，味微苦。

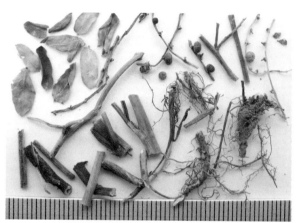

叶下珠饮片

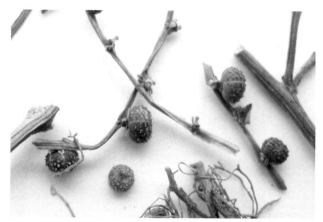

叶下珠果实

40 / 代代花 /

（部标中药材 1992）

【标准摘要】

本品为芸香科植物代代花 *Citrus aurantium* L. var. *amara* Engl. 的干燥花蕾。5~6月花未开放时分批采摘，及时干燥。

性状：本品略呈长卵圆形，顶端稍膨大。长1~1.5 cm，有梗。花萼基部联合，先端5裂，灰绿色，有凹陷的小油点，花瓣5片，覆瓦状抱合，黄白色或浅黄棕色，可见棕色油点和纵脉。雄蕊多数，花丝基部联合成数束，子房倒卵形。体轻，质脆。气香，味微苦。

佛手花

（部标中药材 1992）

【标准摘要】

本品为芸香科植物佛手 *Citrus medica* L. var. *sarcodactylis* Swingle 的干燥花及花蕾，3~4月采收或及时拾取落地花，除去杂质，晒干或稍闷润、蒸后晒干。

性状：本品长1.5~2 cm。表面淡黄棕色或淡棕褐色。花梗长2~7 mm，具纵皱纹。花萼杯状，常有小凹点。花瓣5片，披针形或长卵形，常弯曲卷缩，长1~2 cm，宽约0.5 cm，外表面淡黄色，具众多棕褐色细小凹点，质厚，易脱落。雄蕊多数，黄白色，着生于花盘周围。子房上部狭尖。有的花瓣脱落后，可见渐发育成微呈指状的小果实。花蕾色较深。气香，味微苦。

【说明】1. 代代花和佛手花非常像，仔细观察，它们的区别点还是蛮多的。①侧面观：代代花最宽处在上部，佛手花最宽处在中部。②代代花表面多有纵纹，佛手花表面没有纵纹。③代代花的花梗上下粗细一样，佛手花的花梗上粗下细。④除去花瓣和雄蕊，代代花中心的雌蕊像一个长颈花瓶，佛手花的雌蕊像五指捏在一起的人手。

2. 鼻嗅：代代花和佛手花都有香气，越香质量越好，不香的不要。

3. 代代花又叫玳玳花。记载代代花性状的中药材标准还有药典1977、福建1990、江苏1986一、江苏1989、内蒙古1988、四川1987增补等。记载玳玳花性状的中药材标准有福建2006、新疆1980二册等。

4. 记载佛手花性状的中药材标准还有贵州1988、贵州2003、四川1987增补等。

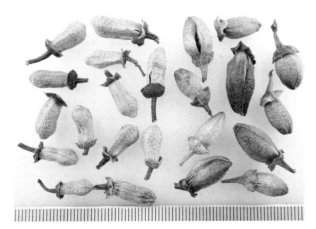

代代花（左）与佛手花（右）

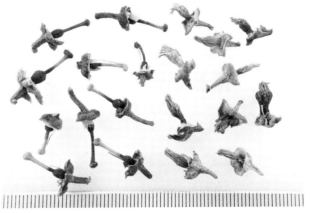

代代花雌蕊（左）与佛手花雌蕊（右）

5 画

53

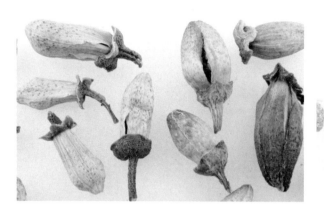

代代花与佛手花局部放大

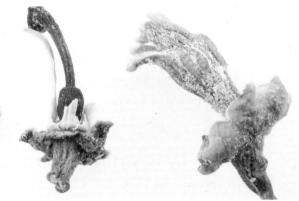

代代花与佛手花雌蕊放大

41 / 白丁香 /

（山西1987）

【标准摘要】

本品为文鸟科动物麻雀 *Passer montanus saturatus* Stejneger 的干燥粪便。全年均可采收，去净杂质，晒干。

性状：本品呈圆柱形，有时稍弯曲，长5~8 mm，直径1~2 mm。表面灰白色或灰棕色。质稍硬，易折断，断面棕色，呈粒状。气微腥臭，味微苦。

【说明】1. 白丁香是麻雀粪，属冷背药，近年因配美容药用量增加，价格亦涨。有人用鸽子等其他鸟的粪便冒充，或混入白丁香中。鉴别要点：白丁香直径1~2 mm，而鸽子粪便直径多在3 mm以上。

2. 记载白丁香性状的中药材标准还有山东1995、山东2002等。

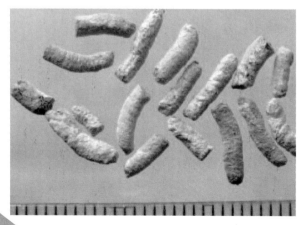

白丁香放大

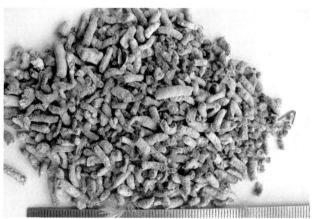

劣白丁香（较粗的是掺假物）

42 / 白石英 /

（山西1987）

【标准摘要】

本品为氧化物类矿物石英的矿石，主含二氧化硅（SiO_2）。采挖后，除去杂石。

性状：本品呈不规则块状，多具棱角，大小不一。全体呈白色，有的微带黄色。表面不平坦而光滑，不透明至微透明，具脂肪样光泽。体重，质极坚硬。断面不平，边缘较锋利，可刻划玻璃。气味均无。以色白、透明、无杂质者为佳。

【说明】1. 白石英来货多是小块，特点有：①白色不规则，坚硬，小刀刻不动，边缘透光。②不管砸成多小，边缘都有棱似刀刃，在玻璃上能划出白印。其他白色的矿物药都与此不同：花蕊石有棱角但不锋利，表面夹有浅绿或浅黄的彩晕；南寒水石敲之大多碎成斜方体小块，断面平坦；白石英敲成多小也是不规则的；石膏、白石脂都很软，用指甲能刻划掉粉。

2. 记载白石英性状的中药材标准还有甘肃（试行）1995、甘肃2009、江苏1986二、江苏1989、山东1995、山东2002、上海1994、湖北2009等。

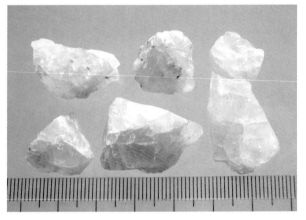

白石英

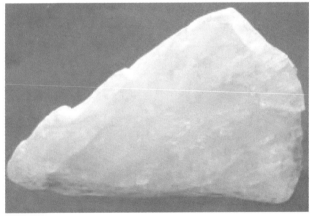

白石英放大

43 / 白石脂 /

（山西1987）

【标准摘要】

本品为硅酸盐类矿物多水高岭石族多水高岭石，主含含水硅酸铝｛$Al_4(Si_4O_{10})(OH)_8 \cdot 4H_2O$｝。采挖后，除去杂质。

性状：本品呈不规则的块状，大小不一。表面乳白色，有的中间夹有蓝色斑纹。质软，易碎，断面具蜡样光泽。吸水性强。具粘土气，味淡，嚼之无沙粒感。以色白、细腻、无杂质者为佳。

5 画

【说明】1. 白石脂识别要点：①白色细腻，手摸有滑润感。②指甲能刻划。③断面粘舌。《神农本草经》记载了青、黄、赤、白、黑五色石脂，现今商品只剩下赤、白两种。赤石脂用得较多，白石脂用得较少。赤石脂里常带白石脂，白石脂有时也有赤色条纹。有些地方将白石脂称为"软滑石"。

2. 记载白石脂性状的中药材标准还有广西1996、上海1994、部标维药1999、内蒙古1988、甘肃（试行）1995、甘肃2009、山东1995、山东2002等。

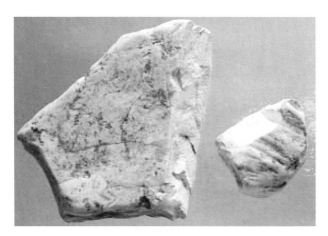

白石脂

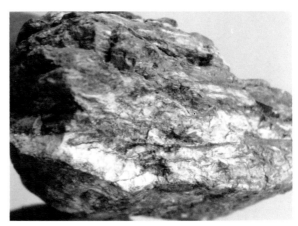

赤石脂和白石脂共生

44 / 白花蛇舌草 /

（山西饮片 2017）

【标准摘要】

本品为茜草科植物白花蛇舌草 *Hedyotis diffusa* Willd. 的新鲜或干燥全草。夏、秋两季采收，除去杂质，晒干。

炮制：干白花蛇舌草除去杂质，洗净，切段，干燥。

饮片性状：本品呈不规则的段，根、茎、叶、花、果混合。主根单一，须根多。茎呈圆柱形或类方形，具纵棱。质脆，易折断，断面中部有白色髓。叶皱缩，无柄，展平后呈条形或线状披针形，长1~3.5 cm，宽1~3 mm，顶端渐尖，边缘略反卷。花偶见，细小，单生或对生于叶腋，具短柄。蒴果扁球形，两侧均有一条纵沟，花萼宿存，顶端四齿裂。气微，味微苦。

【说明】1. 白花蛇舌草饮片中，常掺有同属植物水线草，二者很相似，主要区别点有①果实大小：白花蛇舌草果实直径2~3 mm；水线草果实较小，直径1.5~2 mm。②果梗：白花蛇舌草茎节处长出1或2个果梗（单生或对生），每个果梗只连接1个果实；水线草是茎节上长出1个果梗，向上再分出2~5个小果梗，每个小果梗上长1个小果实。

2. 验收中还发现一种伪品掺杂，据说是茜草科植物猪殃殃的全草，性状与正品有点像，不注意看不出来，挑出来看差别较大。伪品茎方形，果实长满细毛。

3. 验收时要仔细看，防止掺杂质。这批杂质是其他植物的茎枝，方柱形、质坚硬，与白花蛇舌草仅仅是粗细相近。

4. 记载白花蛇舌草性状的中药材标准还有北京1998、福建2006、广东2004、广西1996、广西壮药2008、贵州1988、贵州2003、河南1993、湖北2009、湖南1993、湖南2009、江苏1989、江西1996、山东1995、山东2002、上海1994、四川1984、四川1987、新疆1980二册、内蒙古1988等。

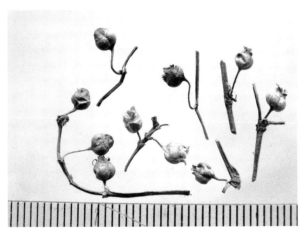

白花蛇舌草

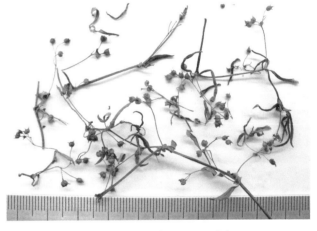

假白花蛇舌草（水线草）

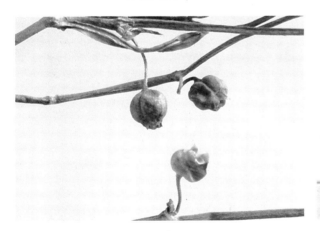

白花蛇舌草的果实

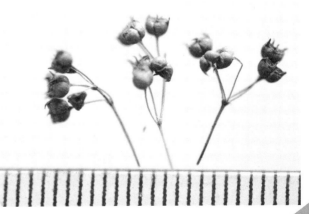

水线草的果实

5 画

57

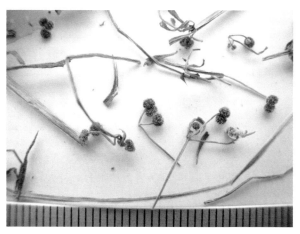

假白花蛇舌草（茜草科猪殃殃）

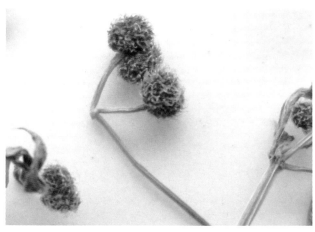

猪殃殃果实

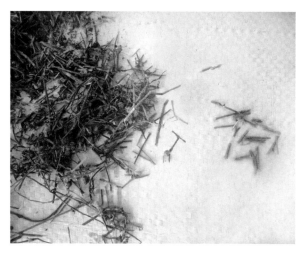

白花蛇舌草中掺杂草

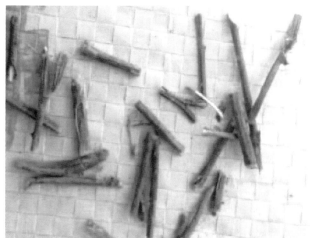

杂质放大

45 / 白药子 /

（部标中药材 1992）

【标准摘要】

本品为防己科植物头花千斤藤 *Stephania cepharantha* Hayata 的干燥块根。秋、冬两季采挖，除去须根，洗净，切片，干燥。

性状：本品为不规则的块状，直径2~7 cm，厚0.2~1.5 cm。外皮暗褐色，有皱纹及须根痕。切面类白色或灰白色，可见筋脉纹（维管束），有的略呈环状排列。质硬而脆，易折断，断面显粉性。气微，味苦。

【说明】1. 白药子不常用，但常备。识别要点：①白药子是产地切片，切面放久了变成类黄色，但掰断后断面呈白色。②外皮内卷，切面可见许多小突起，有的饮片显多个环圈，这种结构植物学术语叫"三生构造"。有三生构造的其他药材还有何首乌、川牛膝、商陆等。③气微，味苦。商陆是味微甘，久嚼麻舌。④药材的新鲜断面或粉末，置紫外灯下（254 nm），显淡蓝紫色荧光。有条件可以试验一下。

2. 记载白药子性状的中药材标准还有药典1977、贵州1988、贵州2003、内蒙古1988、四川1987增补、新疆1980二册等。

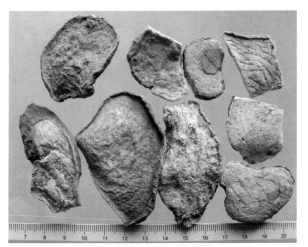

白药子

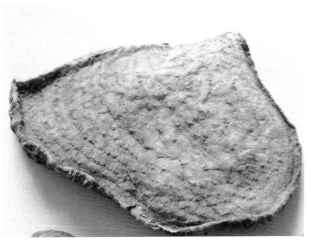

白药子放大

46 / 白首乌 /

（药典 1977）

【标准摘要】

本品为萝藦科植物戟叶牛皮消（白首乌）*Cynanchum bungei* Decne. 的干燥块根。春初或秋末采挖，除去外皮，晒干或趁鲜切厚片、晒干。

性状：本品呈纺锤形或不规则的团块，长3~10 cm，直径1.5~4 cm。表面类白色，多沟纹，凹凸不平，并有横向疤痕及须根痕。体轻。切片大小不一，切面类白色，粉性，有辐射状纹理及裂隙。气微，味微甘苦。以块大、粉性足者为佳。

炮制：除去杂质；未切片者，洗净，润透，切片，干燥。

【说明】1. 白首乌又叫白何首乌，功效补肝肾、强筋骨、益精血，与制何首乌功效相近。来货均为饮片，外皮没除去，淡黄色。切断面皮部、木部均为白色，木部有稀疏黄色放射状纹理，粉性。

2. 白首乌饮片性状有点像天花粉，两者主要区别点：①白首乌皮部比天花粉稍厚。②白首乌切面有黄点、黄线，天花粉切面可见明显黄色小孔。③白首乌味微甘苦，天花粉味微苦。

3. 记载白首乌性状的中药材标准还有药典1977、江苏1989、山东1995、山东2002、辽宁2009等。

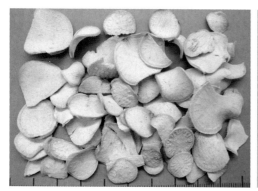
白首乌

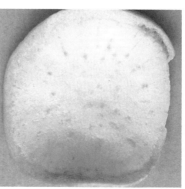
白首乌饮片放大

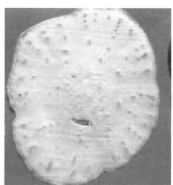
天花粉饮片放大

47 / 白贝齿 /

（四川藏药 2014）

【标准摘要】

本品为宝贝科动物环纹货贝 *Monetaria annulus* （Linnaeus） 的贝壳。5~7月捞取，除肉，洗净，晒干。

性状：本品呈卵圆形，长1.3~2.6 cm，宽0.7~2 cm，高0.6~1.3 cm。背部中央隆起。壳塔小，埋于体螺层中。壳面光滑，具瓷样光泽。壳背面周围有一橘黄色或橙色的环纹，此环纹两端不衔接；壳口狭长，其长度等于壳长，前端稍宽，前、后沟均短。内外两唇之边缘的缘齿稀疏、粗壮，并延伸到基部，齿的数目大致相同。各约12枚，无厣。壳背环纹内通常为淡灰蓝色或淡褐色，环纹外为灰褐色或灰白色，腹面白色，中间凹；壳内面紫色。壳质坚硬。气微，味淡。

炮制：除去杂质，洗净，放在火中用猛火煅烧成白色的灰，研细。

【说明】1. 白贝齿又叫小贝齿，商品见到多种。多数壳面有一黄色环圈（有的环圈不明显），圈外白色，圈内灰白色、粉色、灰蓝色不等。虽说本品是少数民族用药，但山西很多药店也有货。用时砸碎或煅后研粉。

2. 记载白贝齿的中药材标准还有蒙药1986等。

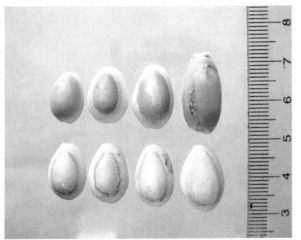

白贝齿

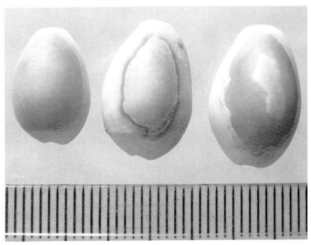

白贝齿

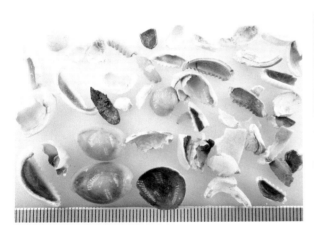

白贝齿饮片

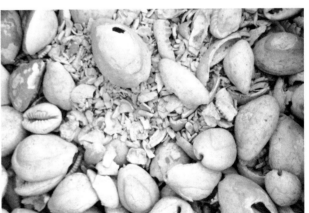

煅白贝齿

/紫贝齿/

（部标中药材 1992）

【标准摘要】

本品为宝贝科动物阿拉伯绶贝 *Mauritia arabica*（Linnaeus）的贝壳。夏季捕捉，除去贝肉，洗净、晒干。

性状：本品呈卵圆形或长卵圆形，长3.5~7.6 cm，宽2.1~4.4 cm，高1.7~4.0 cm。螺旋部明显或可见。背部膨圆，表面棕褐色、暗灰蓝色或棕黄色，平滑而有光泽，常布满不甚规则的棕褐色断续条纹和纵横交错形成的白色星状斑点。缘稍厚，上面具紫褐色斑点。腹部扁平，壳口窄长、微弯，前端略宽，内、外两唇齿各20~34枚，红褐色或黄棕色。壳内面紫蓝色或黄白色。质坚硬。无臭，无味。

【说明】1. 宝贝科的动物很多，形状大同小异，标准上只规定阿拉伯绶贝作为紫贝齿用，那么其他的种就都是伪品了。主要区别有①背部纹理：正品有棕褐色断续条纹，伪品有点状花纹或斑块、没有条纹。②腹部唇齿：正品内、外两唇齿红褐色或黄棕色，伪品唇齿无色或色浅。③正品下缘有紫褐色斑点，我们见到的伪品都没有。

2. 记载紫贝齿性状的中药材标准还有药典1963、药典1977、内蒙古1988、蒙药1986、新疆1980二册、藏药1979等。

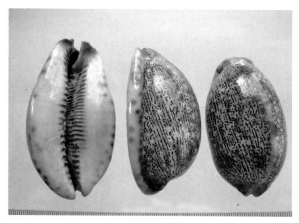

紫贝齿（左起：腹部、侧面、背部）

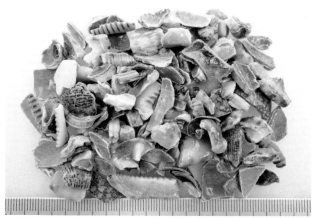

紫贝齿饮片

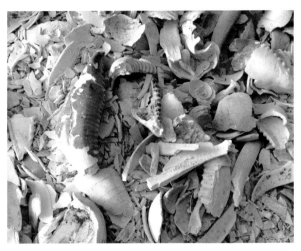

煅紫贝齿

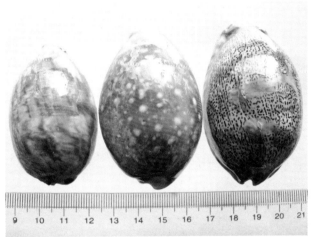

背面观：左边两个是伪品，右边的是正品

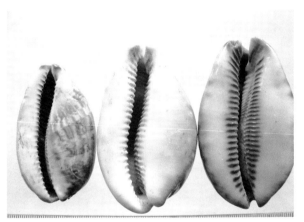

腹面观：左边两个是伪品，右边的是正品

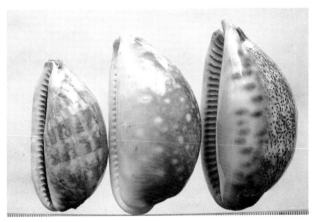

侧面观：左边两个是伪品，右边的是正品

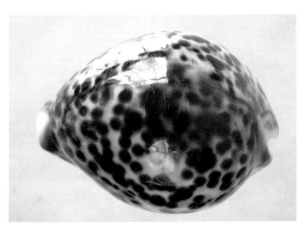

紫贝齿伪品（背面）

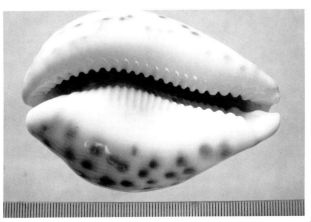

紫贝齿伪品（底面）

48 / 白硇砂

【标准摘要】

本品为卤素化合物类矿物硇砂矿石，主含氯化铵（NH_4Cl）。全年均可采挖。采挖后除去杂质。

性状：本品为白色结晶体，不规则的块状或粒状，大小不一。表面白色或稍显淡黄色。质脆，易碎，用指甲可刮下白色粉末。断面显束状纹理，有光泽。气微臭，味咸、苦而刺舌。以块整、色白、有光泽、无杂质者为佳。

鉴别：①本品粉末灰黄色，呈不规则浅黄色或棕黄色透明块片，无棱角，有不规则的网纹，也有呈重叠片状者，但少见。②本品水溶液显铵盐与氯化物的鉴别反应。

炮制：白硇砂　取原药材，除去杂质，砸成小块。

制白硇砂　取净白硇砂，捣碎研细，加开水溶化、过滤，将滤液倒入容器内，加入定量醋，隔水加热，随时捞出液面析出的白霜，干燥。每100 kg白硇砂，用醋50 kg。

【说明】1. 白硇砂过去的商品是不规则块状，粉末白色，而现在的白硇砂往往是经过人为定型的。外形虽然不同，但都有呛鼻子的氨味。

2. 记载白硇砂性状的中药材标准还有山东1995、山东2002、内蒙古1988、蒙药1986等。

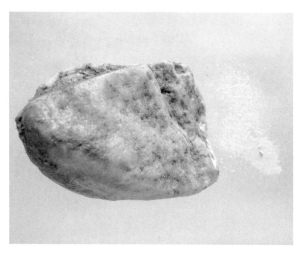

白硇砂

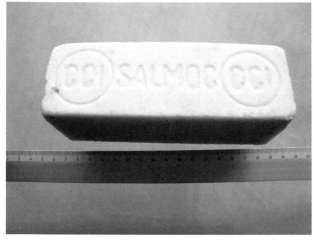

白硇砂（人为定型）

紫硇砂

（北京 1998）

【标准摘要】

本品为卤化物类紫色石盐的矿石，主含氯化钠（NaCl）。

性状：本品为块状结晶体，多数呈立方形，大小不等。有棱角或凹凸不平，有的显不规则小孔。表面暗紫色或紫红色，稍有光泽。质重，坚而脆，易砸碎，新断面紫红色，呈沙粒样结晶，闪烁发光，手摸之有凉感。气臭，味咸。以块整齐、色紫红、断面晶亮者为佳。

鉴别：本品水溶液显钠盐与氯化物的鉴别反应。

炮制：紫硇砂　取原药材，除去杂质，剁成小块。

制紫硇砂　取紫硇砂，置沸水中溶化，滤过，滤液倒入容器内，加入定量醋，隔水加热，随时捞出液面析出的结晶，干燥。每100 kg紫硇砂，用醋50 kg。

【说明】1. 紫硇砂是一种天然石盐，味咸如盐，颜色发紫，没有呛鼻的氨味。而白硇砂颜色发白，有呛鼻子的氨味。二者来源、性状、成分及功效都不一样，不可混用。

2. 为方便对比，将北京1998规定的两种硇砂摘记如下：白硇砂，咸、苦、辛，温，有毒，归肝、脾、胃经。消积滞，止咳定喘。用于咳嗽气喘、食积留滞、顽疾积聚。用法用量：0.3～0.9 g。孕妇慎用。置阴凉干燥处，防潮。

紫硇砂，咸、苦、辛，温，有毒，归肝、脾、胃经。消积，软坚，破瘀，散结。内服用于癥瘕肉积、噎膈反胃、痰饮咳嗽、妇女经闭；外治目翳、息肉、疣赘、瘰疬、疔疮、痈肿。用法用量：内服0.15～0.3 g，外用适量。置阴凉干燥处，防潮。

3. 记载紫硇砂性状的中药材标准还有部标藏药1995、蒙药1986、青海藏药1992、内蒙古1988、上海1994、山东1995、山东2002等。

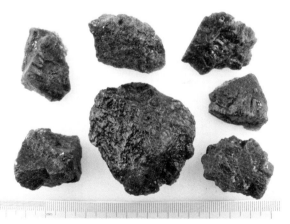

紫硇砂

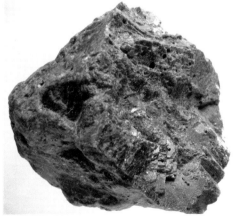

紫硇砂及其粉末

49 / 北寒水石 /

（部标中药材 1992）

【标准摘要】

本品为硫酸盐类矿物硬石膏族红石膏，主含含水硫酸钙（$CaSO_4 \cdot 2H_2O$）。采挖后，除去泥沙及杂石。

性状：本品呈不规则的扁平块状，大小不等，厚0.5~1.5 cm。粉红色，微有光泽。表面凹凸不平。质硬而脆，断面具纵纹理，状如纤维。气微，味淡。

鉴别：取本品一小块（约2 g），置具有小孔软木塞的试管内，灼烧，管壁有水生成，本品变为不透明体。

炮制：北寒水石　除去杂质，洗净，干燥，捣碎。

煅北寒水石：取净北寒水石，照明煅法煅至红透，捣碎。

【说明】1. 寒水石分南北，北寒水石是红石膏。石膏矿采出后选出粉红色、灰白色，块状或纤维状集合体即红石膏，当北寒水石药用。红石膏含少量铁、铝等元素，颜色变为粉红色或肉红色。各批货外观都不太一样，但相同的是都能在硬地上划出白道。红石膏比石膏硬，用指甲刻划，有的刻划不动；有的虽然也能刻划下白粉，但指甲会磨得起毛（石膏能划下白粉，但不伤指甲）。

2. 记载北寒水石性状的中药材标准还有黑龙江2001等。

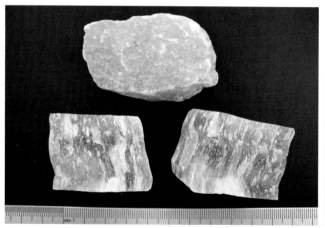

北寒水石

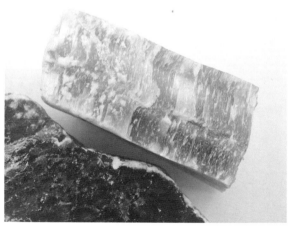

北寒水石

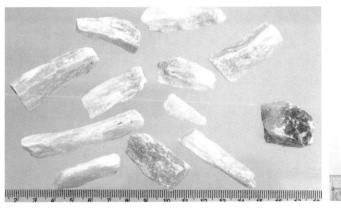

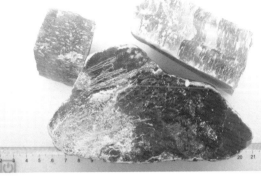

北寒水石   北寒水石

南寒水石

（部标中药材 1992）

【标准摘要】

本品为碳酸盐类矿物方解石族方解石，主含碳酸钙（$CaCO_3$）。采挖后，除去泥沙及杂石。

性状：本品呈斜方块状、斜方板或不规则块状，大小不等。无色、白色、黄白色或灰色、透明、半透明或不透明。表面平滑，具玻璃样光泽。质坚硬，敲之多碎成斜方体小块。断面平坦，有的断面可见棱柱状或板状不规则交互排列组成的层纹。用小刀可以刻划。无臭，无味。

鉴别：取本品少许，滴加稀盐酸，即发生大量气泡。

炮制：除去杂质，洗净，干燥，用时捣碎。

【说明】1. 山西传统习用的"寒水石"绝大多数是南寒水石（方解石）。采方解石矿后选无色、透明或白色解理状块，当南寒水石药用。在地质博物馆我们看方解石有多种形状、多种颜色，来货也是这样。它们共同的特点是：①敲打后的碎块都是方形或斜方形。②滴加盐酸产生大量气泡（二氧化碳）。有这两个特点的就可收货。

2. 记载方解石寒水石（南寒水石）性状的中药材标准还有四川1984、四川1987、贵州1988、贵州2003、江苏1986二、江苏1989等。另外，药典1977~2010的附录中记载寒水石（平制）、寒水石（奶制）两种炮制品，都是取方解石加工的。

5 画

67

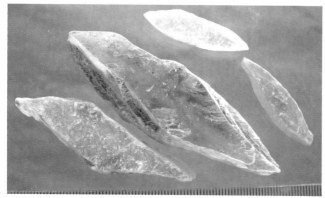

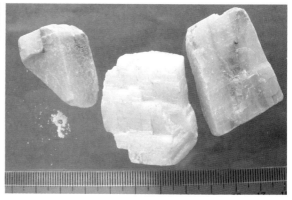

南寒水石（斜方块） （方块）

50 / 丝瓜子 /

（上海 1994）

【标准摘要】

本品为葫芦科植物丝瓜 *Luffa aegyptiaca* Miller 的干燥成熟种子。秋季果实成熟后，采收丝瓜络的同时收取种子，洗净，晒干。

性状：本品呈扁椭圆形，长约1.2 cm，宽约8 mm，厚约2 mm。表面灰黑色至黑色，具微细的网状纹理，边缘呈狭翅状。顶端有种脐，近种脐两面均有呈"八"字形短线隆起。种皮坚硬，内种皮膜质，深绿色，子叶2片，黄白色，富油性。气微，味微甘，后苦。

【说明】1. 丝瓜子就是我们平常吃的蔬菜丝瓜的种子，有抗病毒、抗肿瘤等药理作用，近年用得多。表面有微细纹理，尖部八字形突起明显，容易辨认。

2. 记载丝瓜子性状的中药材标准还有山西1987、上海1994。记载丝瓜子的中药材标准有青海藏药1992等。

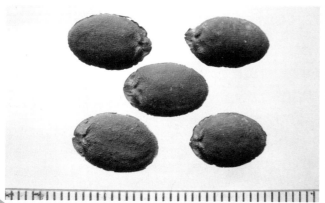

丝瓜子

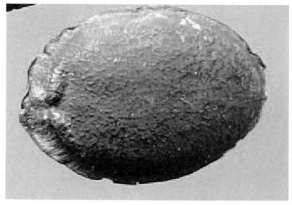

丝瓜子放大（表面微细纹理）

51 / 老龙皮 /

（陕西 2015）

【标准摘要】

本品为肺衣科植物光肺衣 *Lobaria kurokawae* Yoshim. 的干燥全体。春、秋两季采收，除去杂质，晒干。

性状：本品叶状体呈不规则的片状，大小不等，边缘不整齐。厚0.5~1 mm。上表面凹凸不平，呈浅蓝黑色或淡黄褐色，略具光泽；下表面凹凸不平，呈网状，凸起部分白色或浅黄褐色，凹陷部分呈黑褐色，密生黑黄褐色茸毛。体轻，质薄，略韧。断面白色。气微，味淡，微苦。

【说明】老龙皮是地衣的干燥体，属于低等植物，长在阴暗潮湿的石头上或大树基部。上表面有鼓起来的棱脊，棱脊上长着凸起的圆盘状物，叫子囊盘。下表面有黑白交织的网状纹理。过去不多见，现在许多中医开这种药，已经成为我们验收的常见品种。

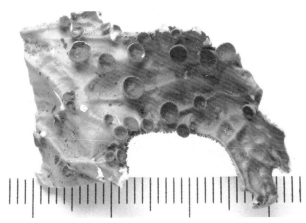

老龙皮上表面

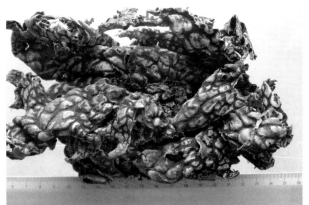

老龙皮下表面

52 / 地耳草（田基黄）/

（部标中药材 1992）

【标准摘要】

本品为藤黄科植物地耳草 *Hypericum japonicum* Thunb. 的干燥全草。春、夏两季花开时采挖，除去杂质，晒干。

性状：本品长10~40 cm。根须状，黄褐色。茎单一或基部分枝，有4棱，表面黄绿色或黄棕色。质脆，易折断，断面中空。叶对生，无柄。叶片卵形或卵圆形，长0.4~1.6 cm，全缘，具腺点，基出脉3~5条。聚伞花序顶生，花小，橙黄色或黄色，萼片、花瓣均为5片。无臭，味微苦。

【说明】1. 地耳草又叫田基黄、田基王，原是南方常用，现北方医生也用得多了。由于植株短小易碎，来货多是个子。根茎、叶、花、果都完整，特点也很明显：①茎直径只有1 mm，圆柱形，表面有4条纵棱，断面空心。②叶片全缘，无柄，叶脉明显，叶面有腺点。③花黄色，萼片、花瓣均为5片。④无臭，味微苦。

2. 记载地耳草性状的中药材标准还有药典1977、贵州1988、贵州2003、湖南1993、四川1987增补。记载田基黄性状的中药材标准有广东2004等。

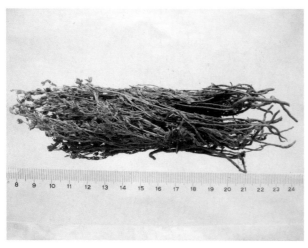

地耳草

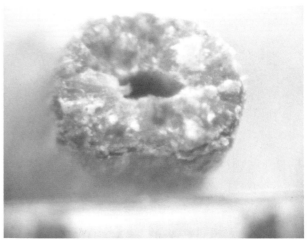

地耳草茎断面放大

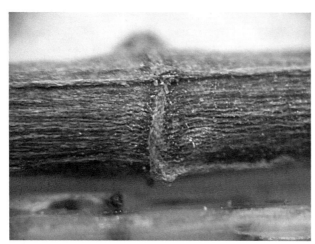

地耳草茎放大（棱线）

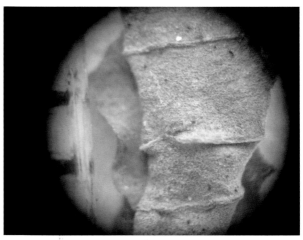

地耳草叶放大（叶脉）

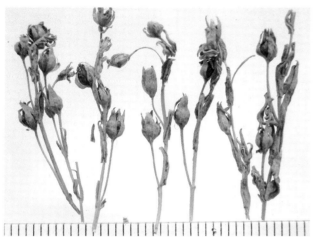

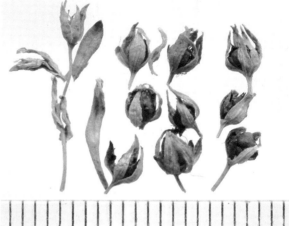

地耳草花序   地耳草花萼

53 / 百草霜 /

（药典 1963）

【标准摘要】

本品为杂草经燃烧后附于锅底或烟囱内的烟灰。将锅底上或烟囱内的黑灰轻轻刮下，用细筛筛去杂质即得。

性状：本品为黑色粉末或结成小颗粒状，手捻即为细粉。质轻，入水则漂浮分散。无油腻感。无臭，味淡微辛。以乌黑色、体质轻细、不含杂质者为佳。

【说明】1. 百草霜又叫锅底灰，黑色，细腻，摸之染手，入水之初将水染成黑色，逐渐沉淀，一两个小时以后水又变清。没有嗅到烟草气。有止血功能，医生处方极少用，多作为一些丸药包衣。

2. 记载百草霜性状的中药材标准还有山西1987、河南1993、湖南2009、山东1995、山东2002、甘肃（试行）1992、甘肃2009、北京1998、上海1994、四川1984、四川1987、新疆1980二册、辽宁2009、云南2005、湖北2009等。

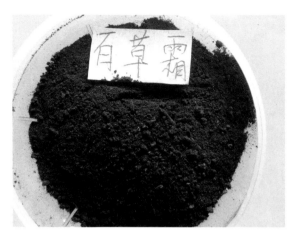
百草霜商品

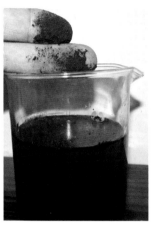
百草霜染手、染水

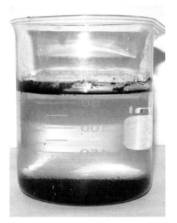
百草霜沉淀后水变清

54 / 列当 /

（吉林 1977）

【标准摘要】

本品为列当科植物列当 *Orobache coerulescens* Steph. 的干燥全草。春、秋两季采收，除去泥沙，晒干。

性状：本品茎单一，直径0.5~1 cm，长15~35 cm。表面暗黄褐色至褐色，粗糙，有纵沟棱。质硬脆，较易折断，断面中空，内层类白色。叶互生，鳞片状。花序穗状，下部较疏，上部较密，花冠淡紫或黄褐色。质脆，易碎。无臭，无味。以粗壮、暗褐色、完整者为佳。

【说明】1. 列当是寄生植物，药用全草。识别要点：①全株被白色短柔毛。②茎表面有纵棱纹，茎上有互生的叶基，断面有髓或空心。③花序排列成穗状；每朵花外面有2片苞片，下部宽，上部有长尖，与花等长，外被白毛。④有的花冠尚存，有的已成卵状果实。黑色种子极小极多（第二张图下部的小黑点就是种子）。

2. 列当别名草苁蓉，列当科还有一种植物也叫草苁蓉（别名不老草），也入药。这两种都是寄生植物，药材性状十分相像。鉴别要点：列当有毛，草苁蓉没有毛。《中华本草》记载，这两种药材的功效基本相同，都能补肾壮阳、润肠通便。

3. 记载列当性状的中药材标准还有甘肃（试行）1995、甘肃2009、新疆1980一册、新疆1987等。

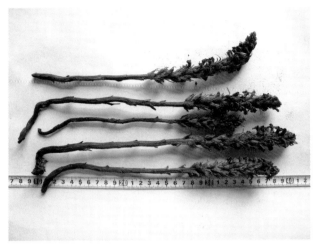

列当

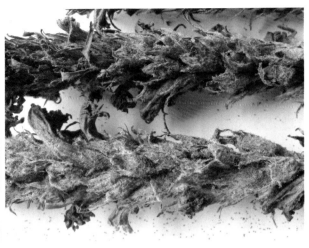

列当花序局部放大（白毛、种子）

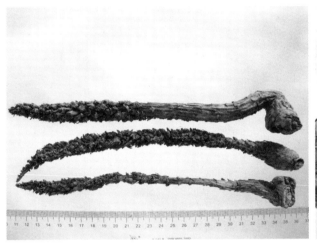

草苁蓉（不老草）

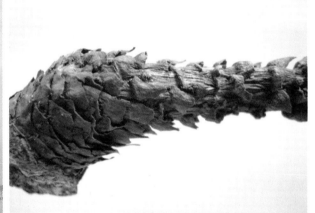

草苁蓉局部放大（无毛）

55 / 光慈菇 /

（部标中药材 1992）

【标准摘要】

本品为百合科植物老鸦瓣 Amana edulis （Miq）Honda 的干燥鳞茎。春、夏两季采挖，除去须根、外皮，洗净，晒干。

性状：本品呈类圆锥形，高1~2.5 cm，直径0.5~1.5 cm。表面类白色、黄白色或浅棕色，光滑、顶端尖，茎部圆平而凹陷，一侧有纵沟，自基部伸向顶端。质硬而脆，断面白色，内有1圆锥形心芽。气微，味淡。

【说明】1. 光慈菇在不少地方称山慈菇，属于误用。这两种很好区别，光慈菇表面没有环节，山慈菇表面有环节。过去有些地方把光慈菇误作川贝母药用，现基本已纠正。

2. 记载光慈菇性状的中药材标准还有药典1977、山西1987、内蒙古1988、河南1991等。

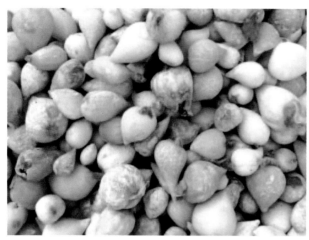

光慈菇

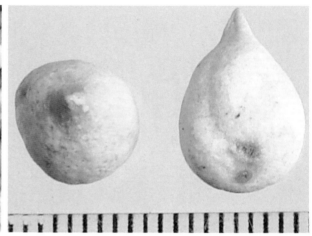

光慈菇放大（看顶面、基部）

56 回心草

（云南2005）

【标准摘要】

本品为真藓科植物暖地大叶藓（南大叶藓）*Rhodobryum giganteum*（Hook.）Par. 的干燥全草。夏、秋两季采收，除去杂质，晒干。

性状：本品多干缩，以水浸泡后叶片很快舒展，并明显返青。根茎纤细，长5~8 cm，着生有红褐色茸毛状假根。茎红棕色，长4~7 cm，下部有鳞片状小叶片紧密贴茎，紫红色至褐色。顶叶大，簇生如花苞状，着生于茎的顶部，或呈楼台状簇生2层，绿色至黄绿色。叶片长倒卵状披针形，具短尖，无柄，长1~1.5 cm，宽0.2~0.4 mm，边缘明显分化，上部有细齿，中下部全缘；中肋直达叶尖。偶见孢蒴，蒴柄黄色，直立，顶部弯曲；孢蒴下垂，有短喙。气微腥，味淡。

【说明】1. 回心草是苔藓类植物，商品往往只见到茎、叶。识别要点：①茎细，直径约2 mm。②茎下部的叶较小，贴生在茎上（用放大镜看）。③茎顶的叶较大，簇生如菊花状。

2. 回心草来货中常有不少杂质，主要是其他苔藓，常缠绕在回心草上。撕下来看，性状与回心草完全不同，属于杂质。

3. 记载回心草性状的中药材标准还有云南1974等。

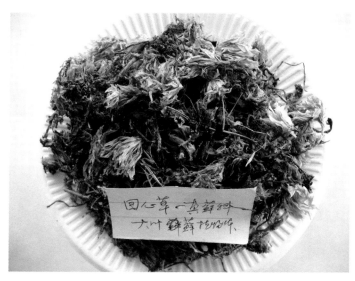

回心草

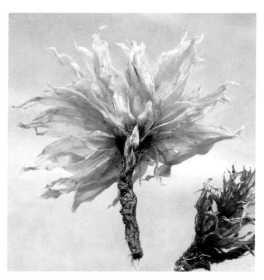

回心草茎叶放大（水浸展开）

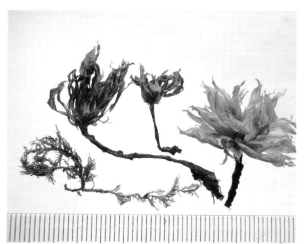

回心草（左下角是杂质）

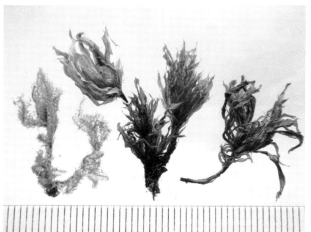

回心草与杂质（左侧）

57 / 伏龙肝 /

【标准摘要】

本品为久经草或木柴熏烧的灶心土。在修拆柴火灶或柴火烧的窑时，将烧结成的土块取下，用刀削去焦黑部分及杂质。

性状：本品呈不规则的团块状，大小不一。全体红褐色，表面有削砍的刀痕。质较硬，指划易碎，并有粉末脱落，断面细软，色稍深，常有蜂窝状小孔。具烟熏气，味淡。以块大整齐、红褐色、断面细腻、质细软者为佳。

> 【说明】1. 伏龙肝别名灶心土、灶心黄土，既是常用药材，也是土制的辅料。过去农村垒灶台时，内部要抹一层厚泥，烧后变干硬、裂缝。再经长期烧烤，这层干泥渐变酥松、崩塌，灶就不好用了，要砍掉松塌的土块，再抹新泥。把砍掉的旧土块削去焦黑部分，取中心红黄色者入药，就是伏龙肝（灶心土）。但现在烧柴草的农家灶越来越少，灶心土的来源主要是烧砖或瓷器窑内的干土。
>
> 2. 按传统习惯，伏龙肝只用柴草烧的，《中药大辞典》载"用煤火烧者不供药用"，但没说为什么。据调查，现在的伏龙肝有些就出自烧煤的窑。查最早用黄土汤是在汉代，那时都是柴草灶，没有烧煤的。煤和柴草不同，我们尚未明白烧成的泥土是不是也不同。
>
> 3. 记载伏龙肝、灶心土性状的中药材标准还有药典1963、湖南2009、山东1995、山东2002、上海1994、北京1998、河南1993、新疆1980二册等。

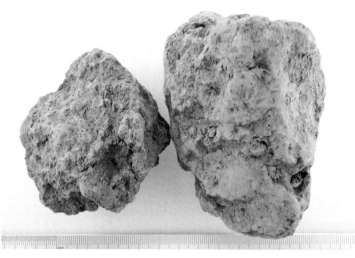

伏龙肝

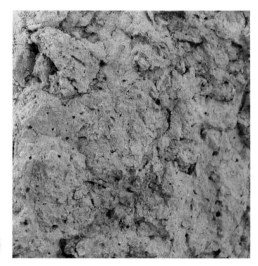

伏龙肝局部放大（蜂窝状小孔）

58 / 羊乳根 （上海1994）

【标准摘要】

本品为桔梗科植物羊乳 *Codonopsis lanceolata*（Sieb. et Zucc.）Trautv. 的干燥根。春、秋两季采挖，除去泥沙、须根，晒干或纵切剖成半，晒干。

性状：本品呈纺锤状或圆锥形。有时纵剖为两半，长5～12 cm，直径1.5～3 cm。表面灰黄色，粗糙，有密集环状隆起的皱纹，并有纵沟纹及小瘤点状突起。根头小，有数个茎基或芽痕。纵剖两半的，边缘向内卷曲而呈海螺状，切开面黄白色。质轻，断面黄白色。气微，味微甜。

【说明】1. 羊乳根又称四叶参、山海螺，来货都是纵切片。识别要点：①外皮上有明显的密集横纹，凹凸不平，边缘反卷。②切面有众多凹凸不平的条纹，中部条纹黄色。③嚼之微甜。

2. 羊乳根新货色浅，陈货色深。如果陈货掰开断面不白，则不收。

3. 记载羊乳根性状的中药材标准还有上海1994。记载四叶参（羊乳）性状的中药材标准有药典1977、湖北2009、北京1998等。

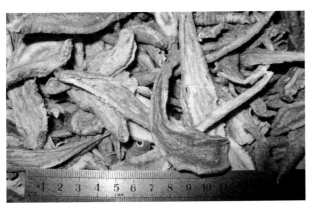

苍术

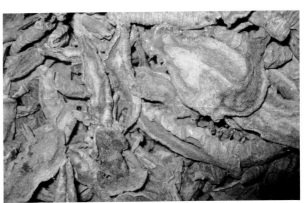

茅苍术断面白霜（放大）

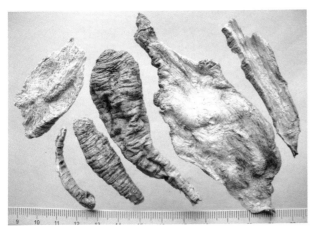

假苍术（关苍术）

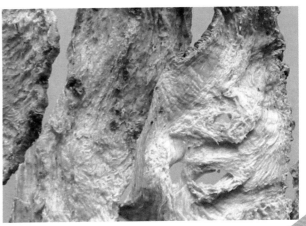

假苍术（皖南白术、生晒术）

6 画

77

59 / 寻骨风 /

【标准摘要】

本品为马兜铃科植物绵毛马兜铃 *Aristolochia mollissima* Hance. 的干燥全草。夏、秋两季采收，除去泥沙，干燥。

性状：本品根茎呈细圆柱形，多分枝，长短不一，直径0.2～0.5 cm。表面棕黄色，有细纵纹及节，节处有细根，有的有芽痕。质韧，断面黄白色，有放射状纹理。茎细长，淡绿色，密被白柔毛。叶互生，叶柄长1.5～3 cm。叶片灰绿色，皱缩，展平后呈卵圆形或卵状心形，先端钝圆或短尖，基部心形。两面密被白柔毛，下表面更多，全缘，脉网状。气微香，味苦而辛。

【说明】1. 寻骨风少用，来货茎少叶多。识别要点：①茎叶密被白色柔毛，上表面毛短，颜色较深；下表面毛又长又密，发白。②叶较厚，干燥叶片可以展开。③叶片较大，长5 cm左右，宽4 cm左右。④叶全缘，先端钝圆或有短尖，基部心形。⑤从叶基部分出5～7条叶脉。这些特征可与其他有毛的草类药区分。

2. 寻骨风的根茎常切段混进威灵仙饮片，鉴别要点：①寻骨风根茎表面黄棕色，而威灵仙是灰黑色。②寻骨风根茎断面中央是髓，没有放射纹理；威灵仙是根，断面中部是黄色木心。

3. 记载寻骨风性状的中药材标准还有药典1977、山西1987、贵州1988、贵州2003、河南1991、新疆1980二册、四川1987增补等。

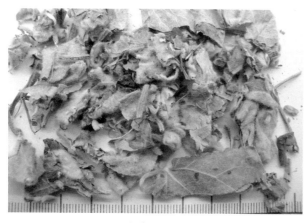

寻骨风饮片

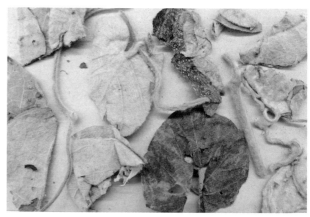

寻骨风饮片放大

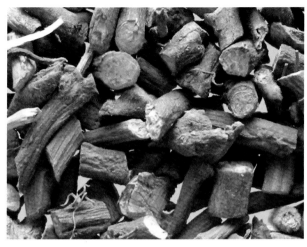

寻骨风根茎放大

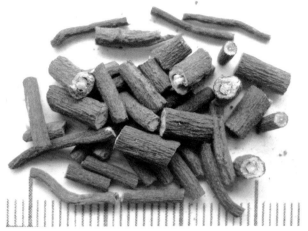

威灵仙根放大

60 / 红曲米 /

（山东 2012）

【标准摘要】

本品为曲霉科真菌紫色红曲霉 *Monaecus purpureus* Went. 等菌种接种于蒸至半熟的粳米上，经培育的红曲米。

性状：本品为粳米的发酵品。多为不规则碎米和整粒米块。外表呈棕紫红色或紫红色。断面粉红色。体轻质脆。微有酸气，味淡。

【说明】1. 红曲米又叫红曲、红米，用手可捻碎，断面应是粉红色。我们验收时见到质硬捻不碎、断面白色的，都拒收。

2. 记载红曲性状的中药材标准还有云南2005、河南1991、山东1995、山东2002、内蒙古1988、福建2006、北京1998、湖南2009、湖北2009、上海1994（正名为红米）等。

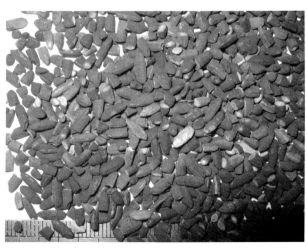

红曲米商品

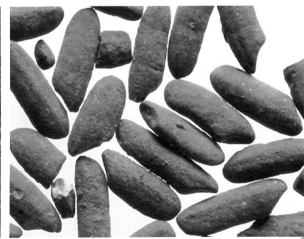

红曲米放大

6 画

79

【标准摘要】

本品为榆科植物大果榆 *Ulmus macrocarpa* Hance 果实的加工品。春末夏初，将30 kg果实加入10 kg花和叶及10 kg泥土混合成糊状，经数日，至果实与花、叶腐烂发酵，做成块状，晒干，即得。

性状：本品呈方块状，长约9 cm，宽约6 cm。表面黄褐色或红褐色，凹凸不平。体轻，质松脆。断面不整齐，成层状，可见破碎的树叶及翅果。完整的翅果长2.5～3.5 cm，种子位于翅果的中部，放大镜下可见翅果中部及边缘被白色短毛。气特异，味微酸涩。

【说明】1. 芜荑的制法除部标规定者外，还有其他版本。如《中药大辞典》载："5～6月当果实成熟时采下，晒干，搓去膜翅，取出种子。将种子55 kg浸入水中，待发酵后，加入家榆树皮面5 kg、红土15 kg、菊花末2.5 kg，加适量温开水混合均匀，如糊状，放板上摊平约1.3 cm厚，切成边长约6.7 cm的方块，晒干，即为成品。"又说"亦可在5～6月采实取仁，用种子60%、异叶败酱20%、家榆树皮10%、灶心土10%混合制成扁平方形，晒干。"芜荑是山西、河北主产，有一做过芜荑的山西老药工曾说，他们的做法是用榆树钱拌少量黄土（只要能粘接就行），加水和泥，摊在厚约1 cm的小模子里成型，放热处发酵，待长满白毛，晒干即成。看来，芜荑有多种配方和制法，来货到底是怎么做出来的，我们不得而知。

2. 第1、2张图是山西20世纪60年代的产品（标本），断面可见层叠状；第3、4张图是近期的商品，水浸后成泥汤，里面只有极少榆钱。

3. 记载芜荑性状的中药材标准还有河南1991、内蒙古1988、宁夏1993、四川1987增补、新疆1980二册等。

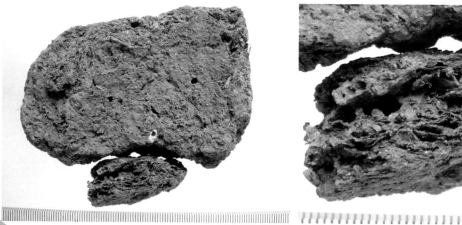

芜荑标本

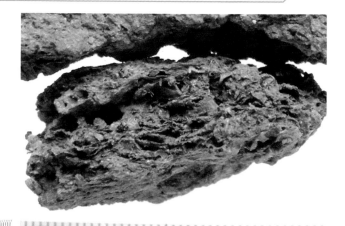

芜荑标本放大

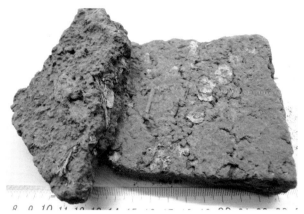

芜荑近期商品

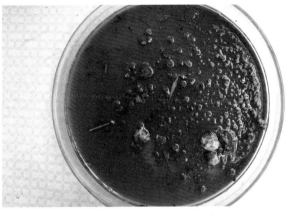

芜荑近期商品水泡（泥汤里只有两片榆钱）

62／苣荬菜（北败酱）

（山西1987）

【标准摘要】

本品为菊科植物苣荬菜 *Sonchus wightianus* DC. 的干燥全草，春、夏两季花开前采挖，除去杂质，晒干。

性状：本品根茎呈细长圆柱形，下部渐细，长3~10 cm，上部直径0.2~0.5 cm。表面淡黄棕色，有纵皱纹，上部有近环状突起的叶痕。基生叶卷缩或破碎，完整者展平后呈长圆状披针形，边缘有稀疏缺刻或羽状浅裂，裂片三角形，边缘有细尖齿。上表面灰绿色，下表面色较浅。基部渐窄成短柄，有的带幼茎，长3~6 cm。茎生叶互生，基部耳状，无柄，抱茎。质脆。气微，味微咸。以叶多、色绿、无花者为佳。

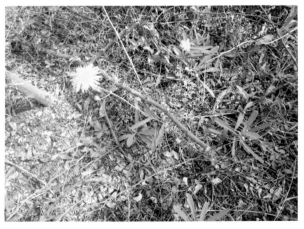

苣荬菜（北败酱）原植物

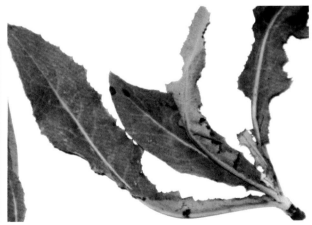

苣荬菜春采鲜叶放大（看叶缘小刺）

7 画

81

【说明】1. 苣荬菜（北败酱）是山西用的"败酱草"，在春天幼苗期采收的只有叶，看不到根和地上茎；夏季采收的根、茎、叶、花、果都有。辨识要点：叶片边缘有细密小刺，小刺高低不等，1 cm长度里最少能看到5个小刺。虽然北败酱的叶很容易碎，但怎么碎边缘的小刺也能看到。

2. 败酱的品种比较混乱，《常用中药材品种整理和质量研究》记载，全国有3个科6个属的15种植物当败酱或败酱草药用，使用最广泛的是菊科的苣荬菜。1977年版《药典》根据本草考证：将败酱草的正品规定为败酱科植物黄花败酱或白花败酱的干燥全草（仅在少数地区用），而将菊科败酱草改称苣荬菜，十字花科败酱草改称蔊菜。但各地习用已久，很难纠正，医生只开败酱草，没人开苣荬菜和蔊菜。于是各省中药材标准将菊科败酱草又称北败酱或北败酱草，将十字花科败酱草又称苏败酱。但是，各地记载的北败酱和北败酱草仍包括菊科的两个属6种植物。《山西省中药材标准》记载的苣荬菜（北败酱），山西全境遍地野生，民间叫苦菜或甜苣菜，当作野菜吃。

3. 记载苣荬菜（北败酱）性状的中药材标准还有药典1977、辽宁2009、内蒙古1988、宁夏1993。正名为苣荬菜的中药材标准有黑龙江2001、吉林1977。正名为北败酱的中药材标准有吉林1977、甘肃（试行）1995、甘肃2009。正名为北败酱草的中药材标准有山东1995、山东2002、北京1998、湖南2009等。

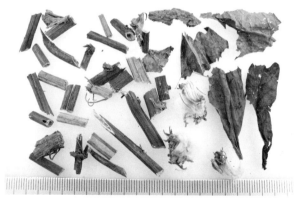

北败酱夏采饮片

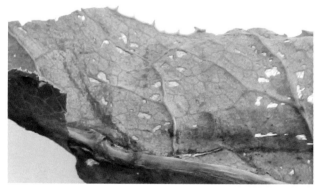

北败酱叶局部放大（看叶缘小刺）

63 / 花生衣 /

（上海1994）

【标准摘要】

本品为豆科植物落花生 *Arachis hypogaea* L. 的干燥种皮。在花生仁榨油作坊或其他花生加工厂，收集洁净种皮，晒干。

性状：本品为不规则菲薄状碎片，外表面紫红或红棕色，具纵向皱棱。内表面淡黄棕色或黄白色，较光滑。质轻易碎。具清香气，味淡。置干燥阴凉处，防酸败，防堆压发热自燃。

【说明】1. 花生衣味淡，但我们遇到过味咸的花生衣。所以，验收花生衣有必要尝一下。

2. 记载花生衣性状的中药材标准有湖北2009、山东1995、山东2002（正名为花生红衣）等。

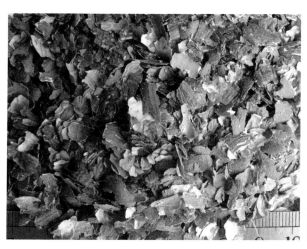

花生衣

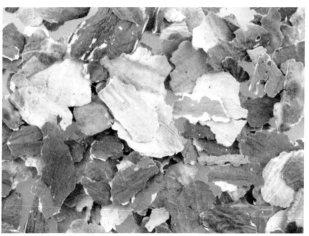

花生衣放大

64 / 苎麻根 /

（部标中药材1992）

【标准摘要】

本品为荨麻科植物苎麻 *Boehmeria nivea*（L.）Gaud. 的干燥根及根茎。冬、春两季采挖，除去地上茎、细根及泥土，干燥。

性状：本品根茎呈不规则圆柱形，稍弯曲，长8~25 cm，直径0.4~2.5 cm。表面灰棕色，有纵皱纹及横长皮孔，并有多数疣状突起、残留细根及根痕。质硬而脆，断面纤维性，皮部灰褐色，木部淡棕色，有的中间有数个同心环纹，髓部棕色或中空。根略呈纺锤形，稍膨大，长7~15 cm，直径0.5~1.5 cm。断面粉性，无髓。气微，味淡，嚼之有黏性。

【说明】1. 苎麻根识别要点：①表面有细密的疣状突起。②饮片断面有数个同心环纹和细密放射状纹理，中部颜色较深。③味淡，嚼之有黏性。

2. 记载苎麻根性状的中药材标准还有药典1977、广西壮药2008、贵州1988、贵州2003、河南1991、新疆1980二册、内蒙古1988等。

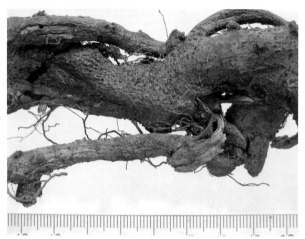

苎麻根表面（细密疣状突起）

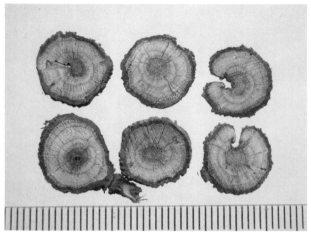

苎麻根饮片（同心环纹和放射状纹理）

65 / 没食子 /
(山东2012)

【标准摘要】

本品为壳斗科植物没食子树 *Quercus infectoria* Oliv. 幼枝上由没食子蜂 *Cynips gallaetinctoriae* Oliv. 寄生而形成的虫瘿，于成虫未逸出时采集，晒干。

性状：本品略呈球形，有短柄，直径1~2.5 cm。表面灰色或灰褐色，有疣状突起。质坚硬而脆。断面不平坦，黄白色或淡黄色，有光泽，常见有幼蜂的尸体。无臭，味涩而苦。

【说明】1. 没食子主产于土耳其、叙利亚、伊朗及印度等地，我国不产，商品均为进口。没食子外形像个小水雷，大小不一，颜色偏黄、偏绿居多。标准要求"于成虫未逸出时采集"，来货有的表面有孔洞，说明成虫已经飞出。如果来货都是这样的，就与各标准性状不符，不收了。

2. 记载没食子性状的中药材标准还有部标进药1977、上海1994、维药1993、内蒙古1988、山东1995、山东2002等。

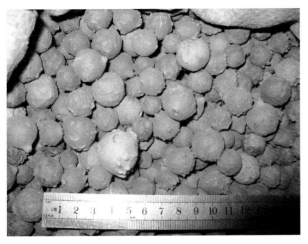

没食子

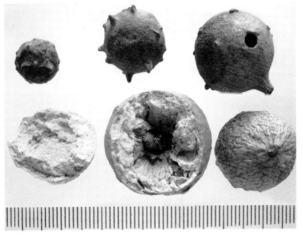

没食子放大

66 鸡矢藤
（药典 1997）

【标准摘要】

本品为茜草科植物鸡矢藤 *Paederia foetida*（Lour.）Merr. 的干燥地上部分。夏、秋两季采割，阴干。

性状：本品茎呈扁圆柱形，直径2~5 mm。老茎灰白色，无毛，有纵皱纹或横裂纹，嫩茎黑褐色，被柔毛。质韧，不易折断。断面纤维性、灰白色或浅绿色。叶对生，有柄，多卷缩或破碎，完整叶片展平后呈卵形或椭圆状披针形，长5~10 cm，宽3~6 cm；先端尖，基部圆形，全缘，两面被柔毛或仅下表面被毛，主脉明显。气特异，味甘、涩。以叶多、气浓者为佳。

【说明】1. 鸡矢藤饮片识别要点：①茎扁圆形或葫芦状。②皮部薄，淡灰色，与木部之间常有裂隙。③木部多孔，髓部白色，长椭圆形，占茎的短径一半以上。

2. 鸡矢藤药用地上部分，应有茎、叶和花，但我们见过的鸡矢藤来货都是茎，看不到叶、花等器官。收了几次饮片，觉得不符合标准便不再验收。我们到亳州、安国调查，目前市场上都是这种不合格的货。

3. 我们发现，没有叶的鸡矢藤里面掺了不止一种伪品。鉴别要点：茎不是扁的，断面皮部、木部、髓部都与正品不同。

4. 记载鸡矢藤性状的中药材标准还有福建1990、福建2006、广西壮药2008、河南1993、贵州2003、湖北2009、湖南2009、四川1987增补、上海1994等。

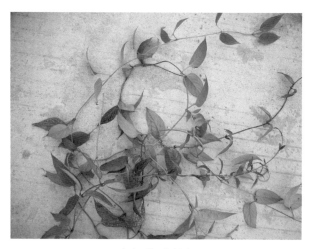

鸡矢藤（鲜）

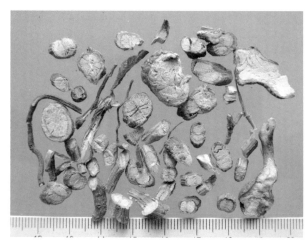

鸡矢藤饮片

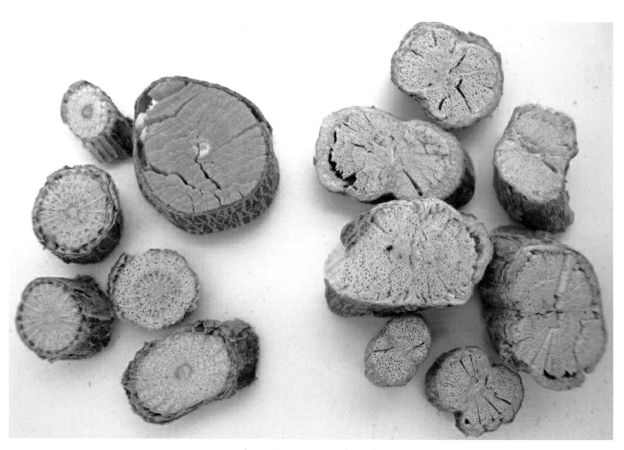

左：伪品；右：鸡矢藤

67 / 青龙衣 /

【标准摘要】

本品为胡桃科植物胡桃 *Juglans regia* L. 的干燥肉质果皮。秋季果实成熟或未成熟时采收，及时晒干或低温干燥。

性状：本品为皱缩的半球形或不规则块片状，边缘多向内卷曲，直径3~6 cm，厚0.6~1 cm。外表面黑棕色或黑黄色，较光滑，密生黄色斑点，一端有一果柄痕。内表面黑黄色，粗糙，附纵向筋络状维管束。质脆，易折断。气微，味微苦、涩，嚼之有沙粒感。

炮制：除去杂质及残存内果皮。

【说明】1. 中药里有两个药材都叫青龙衣，一是蛇蜕，二是核桃青皮。核桃又叫胡桃，新鲜时最外面是一层肉质果皮，外绿内白。山西种核桃的农民就用鲜皮外擦患处治疗皮肤病，有效。这层果皮剥下后很快就开始变黑，全干后面目全非，仔细看还能看到标准上记述的特征。内服治胃腹疼痛、水痢；外用治痈肿疮毒、顽癣。

2. 青龙衣味涩而苦，不能吃。剥下青龙衣里面就是核桃硬壳（也是药），硬壳里面就是日常吃的核桃仁（也是药）。此外核桃仁里的软隔（分心木）和核桃树枝也是中药，只是我们没验收过。

3. 记载青龙衣性状的中药材标准还有维药1993。

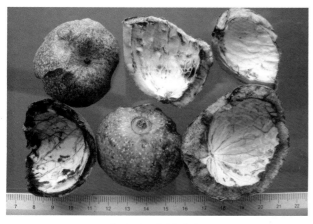

青龙衣（鲜货）

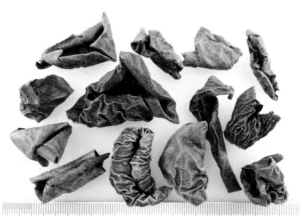

青龙衣饮片（干货）

68 / 玫瑰茄 /

【标准摘要】

本品为锦葵科植物玫瑰茄 *Hibiscus sabdariffa* L. 的干燥花萼。秋季于果熟前采收，晾干。

性状：本品略呈圆锥状或不规则形，长2.5~4 cm，直径约2 cm，紫红色至紫黑色，5裂，裂片披针形，下部可见与花萼愈合的小苞片，10裂，披针形，基部具有去除果实后留下的空洞。外表面有线状条纹，内表面基部黄褐色，偶见稀疏的粗毛。体轻，质脆。气微清香，味酸。

【说明】1. 玫瑰茄由十几个红紫色细长片组成，口尝味酸，是一种医生不开、但顾客常购的中药。夏天，人们用一两个玫瑰茄就可以泡一杯红色味酸的水，加点糖酸酸甜甜，好看又好喝，是解暑止渴的饮料，还能解酒。

2. 记载玫瑰茄性状的中药材标准还有福建2006等。

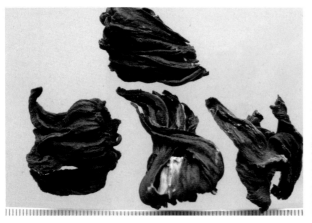

玫瑰茄

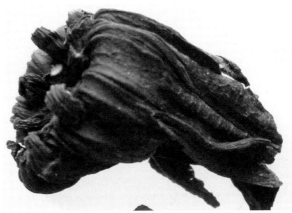

玫瑰茄放大

69 / 松叶 /

【标准摘要】

本品为松科植物马尾松 *Pinus massoniana* Lambert 的鲜叶或干燥叶。全年可采，除去杂质，鲜用或晒干。

性状：本品呈针状，长13~29 cm。鲜品表面绿色、光滑，两叶1束，稀三叶1束，基部包有长约1 cm的灰白色至棕褐色叶鞘，两叶相对面平直，干时凹陷成槽状。背面呈半圆状隆起，叶缘具细锯齿，先端锐尖呈刺状。质轻而柔韧，不易折断，横切面呈半圆形。气微，味微苦、辛。

【说明】1. 松叶又叫松针，来货都是干燥叶，呈绿色，大多两叶1束。验收如发现有掺杂黄棕色的陈叶，拒收。

2. 记载松叶性状的中药材标准还有北京1998、广西1996、广西壮药2008等。

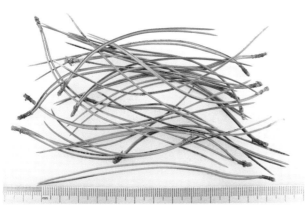

松叶

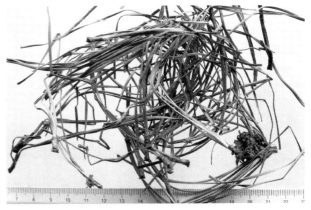

劣松叶（陈旧）

70 松香

（部标中药材1992）

【标准摘要】

本品为松科植物马尾松 *Pinus massoniana* Lamb. 及其同属若干种植物树干中取得的油树脂，经蒸馏除去挥发油后的遗留物。

性状：本品呈不规则半透明的块状，大小不一。表面黄色或棕黄色至黄褐色，有的带有粉霜。质较轻脆，易碎，断面光亮，似玻璃状。具松节油香气，味苦。

【说明】1. 松香识别要点：①对光看透亮。②质地酥脆，用拇、食指可掰下，搓之成白粉。③搓粉后手指有明显的黏性，闻之有松油气。

2. 记载松香性状的中药材标准还有药典1963、山西1987、新疆1980二册、内蒙古1988等。

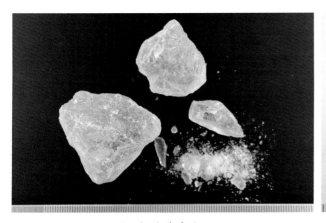

松香（黄色）

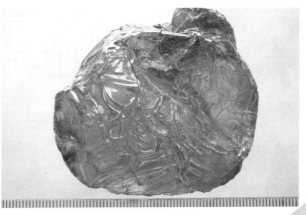

松香（棕黄色）

8 画

89

71 / 松萝 /

【标准摘要】

本品为地衣类松萝科植物松萝 *Usnea diffracta* Vain. 或长松萝 *Usnea longissima* Ach. 的干燥叶状体。

性状：松萝　呈丝状，缠绕成团。灰绿色或黄绿色，长短不一。主干基部直径可达0.15 cm，向下呈二叉分枝，向先端分枝愈多、愈细。湿润展开后，全长10~55 cm。粗枝表面有明显的环状裂纹。质柔韧，略有弹性，不易折断，断面中央有线状强韧的中轴。菌层产生少数盘状子囊果，子囊棒状，每个子囊中有孢子8枚，孢子无色，椭圆形。气微，味酸。

长松萝　呈丝状，长可达1.3 m。主轴单一，不呈二叉分枝，两侧有细短的侧枝密生，呈蜈蚣足状。侧枝长0.3~1.5 cm，灰绿色，柔软。外皮部质粗松，中心质坚密。

【说明】1. 松萝为地衣类植物，属于低等植物。松萝的茎呈二叉分枝；长松萝不呈二叉分枝，习称"蜈蚣松萝"。

2. 松萝，上海标准又叫老君须，贵州标准又叫海风藤。山西有些地方又叫云雾草。

3. 记载松萝性状的中药材标准还有吉林1977、四川1979、四川1987、贵州1988、贵州2003、维药1993、部标维药1999、上海1994等。

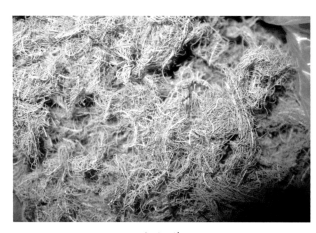

长松萝

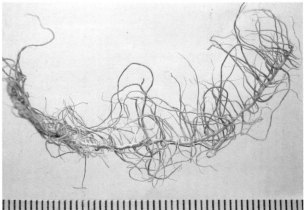

长松萝放大

72 / 刺猬皮

（山西 1987）

【标准摘要】

本品为刺猬科 *Erinaceus europaeus* L. 或短刺猬 *Hemiechinus dauricus* Sundevall 的干燥皮。全年均可捕捉，捕捉后，将皮剥下，撒上一层石灰，于通风处阴干。

性状：本品呈多角形板刷状或呈条状，有的边缘卷曲成筒状或盘状。外表面密生硬刺，刺长1.5~2 cm，直径1 mm，坚硬如针，灰白色或黄褐色，尖端呈焦黄色。在腹部的皮上多有灰褐色软毛，皮内面灰白色或棕褐色，留有筋肉残痕。具特异腥气。以体干、张大、刮净油脂、刺毛整洁者为佳。

炮制：炒刺猬皮　将拣净的刺猬皮，剁成小块，洗净，晒干。另取洁净的沙子或滑石粉置锅内炒热，加入刺猬皮，不断翻动，炒烫至黄色时，取出，筛去沙子（滑石粉），放凉。

【说明】1. 刺猬皮一般用制刺猬皮，是用滑石粉烫至表面黄色，鼓起，刺枯焦，皮部边缘向内卷曲，黄枯易折断，易粉碎，微有腥臭气。否则就是炮制不到位，应拒绝收货。

2. 记载刺猬皮性状的中药材标准还有药典1963、湖南1993、湖南2009、吉林1977、内蒙古1988、上海1994、贵州1988、贵州2003、湖北2009、江苏1989、新疆1980二册、四川1987增补、河南1991、北京1998、甘肃（试行）1996、山东1995、山东2002、甘肃2009、宁夏1993等。

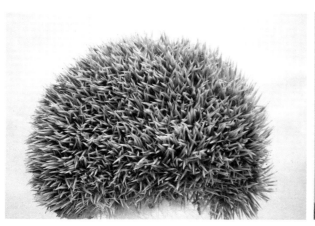

刺猬皮个

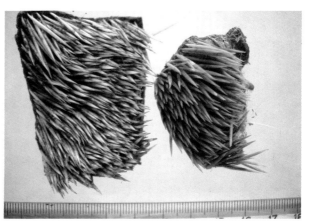

刺猬皮饮片

8 画

91

73 抽葫芦

（药典 1977）

【标准摘要】

本品为葫芦科植物瓢葫芦 *Lagenaria siceraria*（Molina）standl. var. *depreasa*（Ser.）Harad 的干燥果皮。秋季采收成熟果实，除去果瓤及种子，晒干。

性状：本品呈瓢状，多碎成块片，厚0.5~1.5 cm。外表面黄棕色，较光滑。内表面黄白色或灰黄色，松软。体轻，质硬，断面黄白色。气微，味淡。

【说明】1. 抽葫芦又叫葫芦、苦壶卢、小葫芦、亚腰葫芦。果实哑铃形，下部大于上部，长不足10 cm。碎片外黄内白。闻着不能有异味。

2. 记载葫芦、抽葫芦性状的中药材标准还有部标藏药1995、青海藏药1992、藏药1979、山东1995、山东2002、北京1998等。

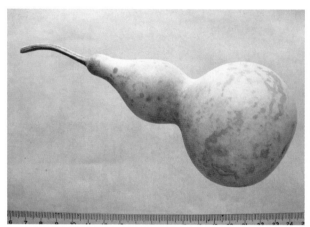

葫芦

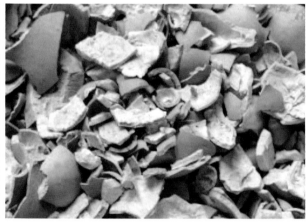

葫芦片

74 金莲花

（山西 1987）

【标准摘要】

本品为毛茛科植物金莲花 *Trollius chinesis* Bge. 的干燥花。夏季花开时采摘，除去杂质，阴干。

性状：本品呈不规则团状，皱缩，直径1~2.5 cm。金黄色或棕黄色。萼片花瓣状，通常10~16片，卵圆形或倒卵形，长1.8~3 cm，宽0.9~2 cm。花瓣多数，条形，长1.4~2.5 cm，宽0.1~0.3 cm；先端渐尖，近基部有蜜槽。雄蕊多数，长0.7~1.5 cm，淡黄色。雌蕊多数，具短喙，棕黑色。花梗灰绿色。体轻，疏松。气芳香，味微苦。

以完整、色金黄、香气浓者为佳。

饮片验收经验（非药典品）

【说明】1. 金莲花商品有一些同属的种，如宽瓣金莲花、长瓣金莲花、短瓣金莲花等。性状与金莲花基本相同，只是花瓣和雌蕊的喙在形状、长短略有不同。但商品都皱缩，看不出这些区别。这些金莲花都有地方标准记载，气味也相同。我们认为都能药用，验收时不分，只收颜色鲜艳、气味浓厚者，不收色暗淡、无香气的。

2. 记载金莲花性状的中药材标准还有药典1977、部标蒙药1998、蒙药1986、上海1994、北京1998、黑龙江2001（用宽瓣金莲花、长瓣金莲花、短瓣金莲花，与其他标准不同）。

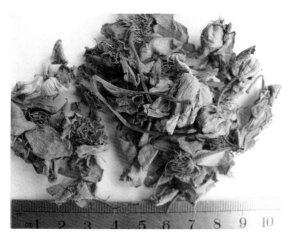

金莲花

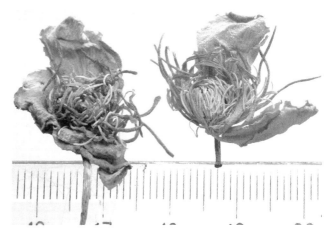

金莲花放大

75 / 鱼脑石 /

（部标中药材1992）

【标准摘要】

本品为石首鱼科动物大黄鱼 *Pseudosciaena crocea*（Richardson）或小黄鱼 *Pseudosciaena polyactis* Bleeker 头骨中的耳石。春、秋两季鱼汛期捕捞，取出头部耳石，洗净，晒干。

性状：大黄鱼耳石　呈长卵形，具三棱，长1.4~2.0 cm，宽0.8~1.2 cm。中间宽，一端稍圆，另一端尖，全体呈磁白色或淡黄棕色。一面（关节面）较平坦，表面近两端处各具一个圆形关节痕，中部一侧具2条与关节痕相连的纵沟槽；另一面（自由面）一侧隆起，其表面有横突数个，另一侧表面有数条波浪状的纹理（生长线）。质坚硬，难破碎。气微，味淡。

小黄鱼耳石　长0.8~1.2 cm，宽0.5~0.8 cm。

【说明】1.鱼脑石,部标只规定大黄鱼、小黄鱼的耳石为正品。现在我们见到的鱼脑石多是其他鱼头内的耳石,按部标应该都是伪品。正品与伪品的区别点①大小:正品大,长0.8~2.0 cm,宽0.5~1.2 cm;伪品小,长0.4~0.8 cm,宽0.3~0.6 cm。②形状:正品一端稍圆,另一端尖;伪品两端钝圆或呈小三角形。③表面:正品较平坦的一面(关节面),近两端处各具一个圆形关节痕,中部一侧具2条与关节痕相连的纵沟槽;另一面(自由面)一侧隆起,其表面有横突数个,另一侧表面有数条波浪状的生长线纹理,很像饺子。伪品平坦一面只有两条纵沟,没有圆形关节痕,另一面满布大小不等的圆形瘤状突起。

2.假鱼脑石的性状比正品小,形状、表面也与正品不同。可用放大镜细看。

3.记载鱼脑石性状的中药材标准还有四川1987增补、新疆1980二册等。

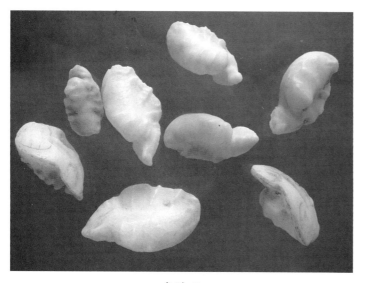

鱼脑石

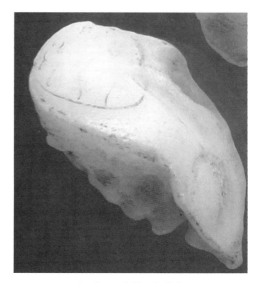

鱼脑石关节面放大

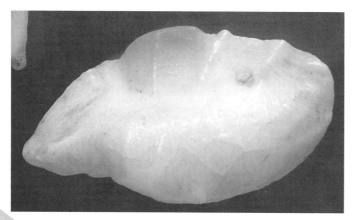

鱼脑石自由面放大

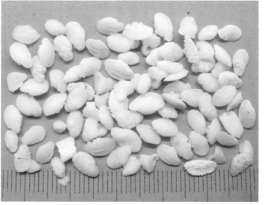

假鱼脑石

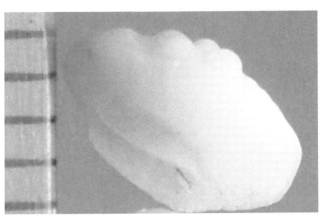
假鱼脑石关节面放大

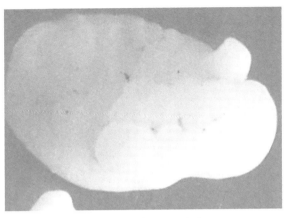
假鱼脑石自由面放大

76 / 狗肾 /

（部标中药材 1992）

【标准摘要】

　　本品为犬科动物狗 *Canis familiaris* Linnaeus 的干燥阴茎和睾丸。将狗杀死，割取阴茎和睾丸，除去附着的毛、皮、肌肉及脂肪，拉直，干燥。

　　性状　本品阴茎棒状，长9~15 cm，直径1~2 cm。表面较光滑，具一条不规则的纵沟。先端龟头（又称腺阴茎）色稍深，长2~3 cm，微隆起与后部界限明显。剖开阴茎，内有阴茎骨一根，略呈扁长条形，长约10 cm。腹面有一沟槽，端部圆钝尖，常残连结缔组织。阴茎后端由韧带连结两个睾丸，睾丸呈扁椭圆形，长3~5 cm，宽2~3 cm，表面干皱。附睾紧密地附着于睾丸外侧面的背侧方，与一条淡黄色输精管连结，全体淡棕色或棕褐色。质硬，不易折断。气腥臭。

　　【说明】1. 狗肾别名黄狗肾、狗鞭，有带旦和不带旦两种，这里的旦实际是"蛋"，即睾丸。验收注意看长短、粗细是否符合标准，再看有无变质（走油、发霉、虫蛀）。

　　2. 记载狗肾、黄狗肾、狗鞭性状的中药材标准还有江苏1986二、江苏1989、辽宁1980、辽宁1987、辽宁2009、四川1987、福建2006、贵州1988、贵州2003等。

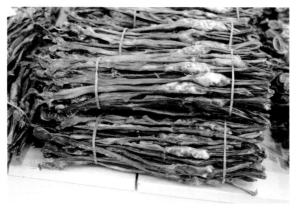

狗肾商品

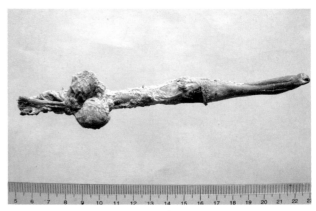

狗肾单个

77 / 狗脊贯众 /

（山西饮片 2017）

【标准摘要】

本品为乌毛蕨科植物单芽狗脊蕨 *Woodwardia unigemmata*（Makino）Nakai 和狗脊蕨 *Woodwardia japonica*（L. F.）Smith 带叶柄基的干燥根茎。秋季采挖，除去叶柄、须根及泥沙，晒干。

性状：狗脊蕨贯众　根茎横生，呈长圆柱状或类四方柱状，挺直或稍弯曲，上端较钝，下端较尖。长6～26 cm，直径2～7 cm，一端较粗，另一端细而尖。表面红棕色至黑褐色。根茎粗壮，密被短粗的叶柄基、鳞片及须根；鳞片棕红色，片状，全缘，须根棕黑色，叶柄残基呈半圆形或镰刀状。背面呈肋骨状排列，腹面呈短柱状密集排列，不易折断，断面可见黑点或不规则黄白色的筋脉（维管束），断面有2～4个分体中柱，内侧一对较大，呈"八"字形排列，叶柄基部常有须根1条，但也有少数丛生。气微，味淡，微涩。

单芽狗脊蕨贯众　根茎横生，叶柄基的分体中柱为5～10个，叶柄基部常丛生较细的须根，余与狗脊贯众相近。

【说明】1. 狗脊贯众实际一直在山西使用，但因药典和山西1987没收载，一直被视为"假药"。2017年山西新版标准出版，狗脊贯众才转为正品。识别要点是：根茎断面和叶柄基部都有"八"字形维管束，即为正品。

2. 记载狗脊贯众性状的中药材标准还有上海1994、江西1996、河南1993等。

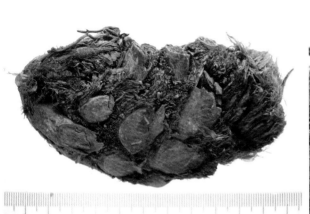

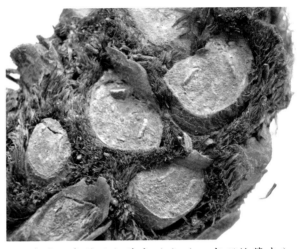

狗脊贯众个（单芽狗脊蕨）　　　　　单芽狗脊蕨叶柄基部放大（八字形维管束）

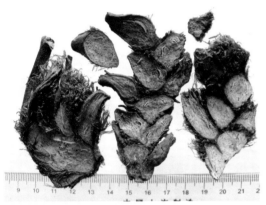

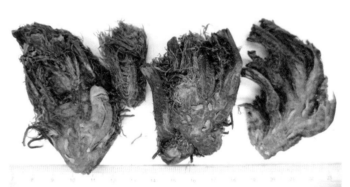

狗脊贯众饮片（单芽狗脊蕨）　　　　　　　狗脊贯众饮片（狗脊蕨）

78 / 泽漆 / （山东2012）

【标准摘要】

本品为大戟科植物泽漆 *Euphorbia helioscopia* L. 的干燥全草。4~5月采收，晒干。

性状：本品具黄色的肉质主根。根顶部具紧密的环纹，外表面具不规则的纵纹，断面白色，木质部呈放射状。茎圆柱形，鲜黄色至黄褐色。表面光滑或具不明显的纵纹，有明显的互生褐色的条形叶痕。质脆，易折断，断面多中空。总苞片绿色，常破碎。叶暗绿色，常皱缩，破碎或脱落。多歧聚伞花序顶生，蒴果灰色，表面平滑，3室。种子卵形，棕褐色，表面有凸起的网纹。气酸而特异，味淡。

8 画

【说明】 1. 泽漆，有的地方是用全草，有的地方是用地上部分，来货都是地上部分，不见根。泽漆识别要点是果实：3个圆球长在一起，不易分离，外面光滑。珍珠透骨草也是大戟科，也是 3 个果实长在一起，但外表面有小突起。

2. 记载泽漆性状的中药材标准还有山东1995、山东2002、河南1993、贵州1988、贵州2003、江苏1986、江苏1989、青海1976、青海1986、上海1994等。

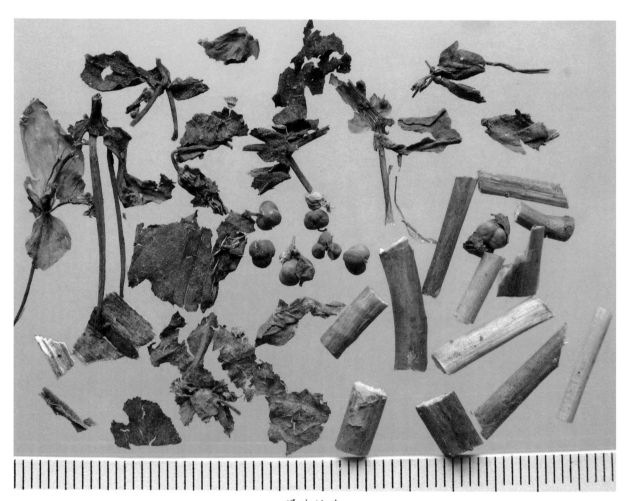

泽漆饮片

79 / 玳瑁 /

（药典1977）

【标准摘要】

本品为海龟科动物玳瑁 *Eretmochelys imbricata* Linnaeus 的背甲。多于春末夏初捕捉，用沸水烫后，剥下甲片；或将玳瑁倒悬，用沸醋浇泼，使甲片脱落；洗净，干燥。

性状：本品呈近长方形、菱形或扇形板片状，长8~35 cm，宽5~25 cm，中间稍厚，可达0.4 cm。外表面光滑，淡黄棕色，对光透视可见深棕色条状或点状云彩，边缘较薄，呈不整齐的锯齿状，有近平行的层状沟纹。内表面有纵横交错的白色沟纹，排成云彩状图案。脊角板中间有隆起的棱脊。气微腥，味淡。

【说明】1.动物玳瑁的背甲也叫玳瑁，外表面有暗褐色与乳黄色相间呈不规则的斑块状花纹，对光呈半透明状；内表面有纵横交错的沟纹，排列呈云彩样图案。虽然商品常是碎的条块，仍然能看到这些特征。鉴别方法：①本品醇浸液，置紫外灯下观察，显淡蓝色荧光。②取本品烧之，有羽毛焦臭，爆鸣声及闪光，不冒烟。玳瑁质地很硬，临床可像研墨一样磨成汁服用。

2.玳瑁甲片中部较厚处可做眼镜框、手章及工艺品，药用的多是边角料。玳瑁是国家二级重点保护野生动物，现药用已大大减少。发现有用龟板皮冒充玳瑁的，龟板皮表面有方形层纹。只要认识了正品，伪品一眼就能看出不对来。

3.记载玳瑁性状的中药材标准还有药典1963、新疆1980二册、部标进药1977、部标进药1986、局标进药2004、湖南2009等。

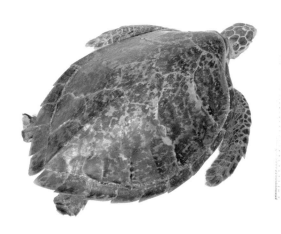

玳瑁原动物标本（背面）

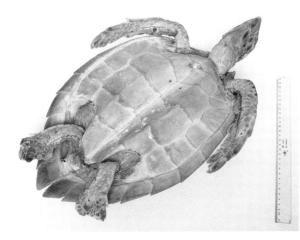

玳瑁原动物标本（腹面）

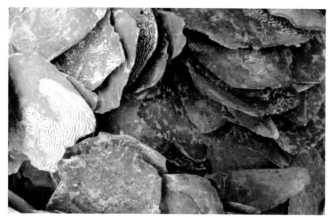

玳瑁甲片（背甲）

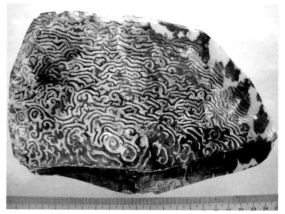

玳瑁甲片（内表面）

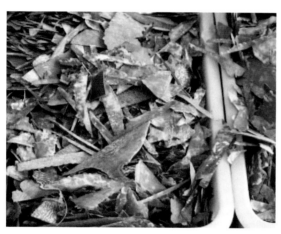

玳瑁商品（边角料）

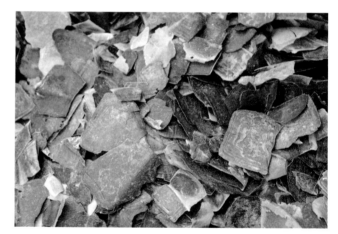

伪品玳瑁（龟板皮）

80 / 南蛇藤果 /

（山西 1987）

【标准摘要】

本品为卫矛科植物南蛇藤 *Celastrus orbiculatus* Thunb. 的干燥成熟果实。秋季果实成熟时采摘，除去杂质，晒干。

性状：本品呈类圆球形，下侧具宿存的花萼及短果柄，果皮常开裂成 3 瓣，基部相连或已离散；果瓣卵形，长 0.6~1 cm，宽 0.6~0.8 cm，黄色，顶部有尖突起，内面有一纵隔，每一果实有种子 4~6 粒，外被黑红色的假种皮，集成球形。剥掉假种皮可见卵形至椭圆形的种子，表面红棕色，光滑。气香似焦糖，味苦，微辛。以果皮鲜黄、无杂质者为佳。

【说明】 1. 南蛇藤果在山西多地作合欢花用，其实它并不是花而是果。黄色的薄片是果皮，红色的球形是包着假果皮的种子，很容易鉴别。南蛇藤果与合欢花功效类似，也能安神解郁。但它不能叫"合欢花"，吉林1977称其为"北合欢"。

2. 来货常掺杂细枝梗，超过3%者拒收。

3. 记载北合欢性状的中药材标准还有吉林1977等。

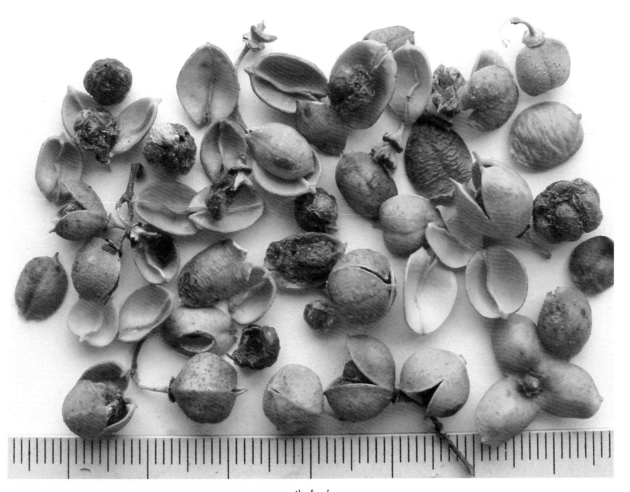

北合欢

81 枸橘梨

（上海1994）

【标准摘要】

本品为芸香科植物枸橘 *Citrus trifoliata* L. 的干燥未成熟果实。10~11月采收皮绿而未黄的果实，纵剖或横切成2~4片，晒干。

性状：本品呈半球形或橘瓣状，直径2~3.5 cm。果皮表面黄色或黄绿色，散有多数小油点及网状隆起皱纹，密被短柔毛，顶端有明显柱基，基部有果柄痕。切面皮厚2~3 mm，黄白色，沿外缘有黄色油点，中央为果瓤，每瓤有种子数枚，种皮黄棕色，子叶黄白色。有强烈香气，味酸、苦。

【说明】 1. 枸橘梨也叫枸橘、绿衣枳实。山西有些医生写作"枸桔李"。来货都切成两瓣。鉴别点：①皮薄约2 mm。②外表面多黄棕色，不光滑，可见无数弯曲皱缩的棱线，细看棱线间，有多数细小的类圆形小凹点。③切面有约8个种子，有的种子被切开，里面白色。④闻着有柑橘类的香气，很好闻。⑤尝味酸苦像枳壳。气味是重要的质量标志，不香的我们都退货。

2. 记载枸橘梨、枸橘、绿衣枳实性状的中药材标准还有江苏1986二、江苏1989、福建2006等。

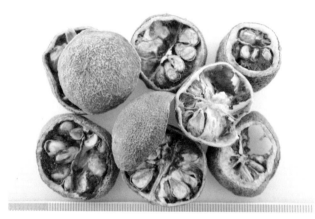

枸橘梨饮片

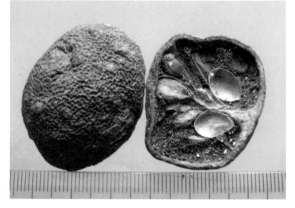

枸橘梨放大

82 相思子

（部标中药材1992）

【标准摘要】

本品为豆科植物相思子 *Abrus precatorius* L. 的成熟干燥种子。秋季采收成熟果实，晒干后打下种子，再晒干。

性状：本品呈椭圆形或类球形，长5~7 mm，直径4~6 mm。一端约2/3为鲜红色，另一端约1/3为黑色，少数为全黑色，平滑有光泽。种脐白色，呈椭圆形凹陷，位于黑色端侧面。质坚硬，不易破碎，击碎后可见黄白色子叶两枚。具豆腥气，味微苦、涩。

【说明】1. 相思子又名阴阳豆、水火豆、红小豆，名称与赤小豆混淆，赤小豆无毒，相思子有毒。山西曾发生将相思子误当赤小豆导致患者死亡的事故。

2. 记载相思子性状的中药材标准还有四川1987增补、云南1974、云南1996等。

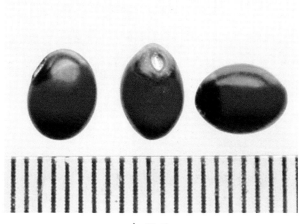

相思子

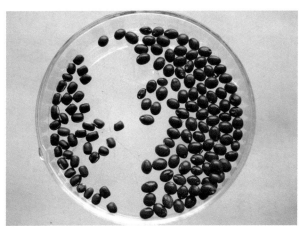

左：赤小豆；右：相思子

83 枳椇子

（部标中药材 1992）

【标准摘要】

本品为鼠李科植物枳椇 *Hovenia acerba* Lindl. 的干燥成熟种子。10~11月果实成熟时采收，晒干，除去果壳、果柄等杂质，收集种子。

性状：本品呈扁圆形，直径3~5.5 mm，厚1.5~2.5 mm。表面棕红色、棕黑色或绿棕色，有光泽，平滑或可见散在的小凹点。顶端有微凸的合点，基部凹陷处有点状种脐，背面稍隆起，腹面有一条纵行隆起的种脊。种皮坚硬，不易破碎，胚乳乳白色，子叶淡黄色、肥厚，均富油性。气微，味微涩。

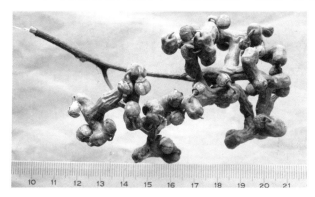

枳椇子（干燥带肉质果柄的果实）

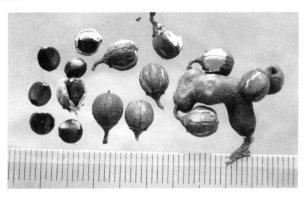

枳椇子（左：种子；中：果实；右：肉质果柄）

【说明】1. 枳椇子原不多用，近年做解酒药原料，导致枳椇子价格也渐涨。来货都是五颜六色，有棕红、棕黑、绿棕、浅棕等色混在一起，以棕红色或棕黑色为多，这都是正常的。验收注意：①杂质（土、草棍等）多的不要。②瘪子（不成熟的种子，多为灰白色，手指能按瘪）多的不要。

2. 记载枳椇子性状的中药材标准还有药典1963、新疆1980二册、贵州1965、贵州1988、贵州2003、江苏1989、四川1984、四川1987、内蒙古1988。其中药典1963、新疆1980一册（正名枳椇）是用带肉质果柄的干燥成熟果实或种子，其他标准只用种子，不要果柄。

3. 枳椇子的果实俗称拐枣、金钩梨，果柄（果序轴）肉质多汁，含糖味甜，常当水果卖。食用时不吃种子（枳椇子）。

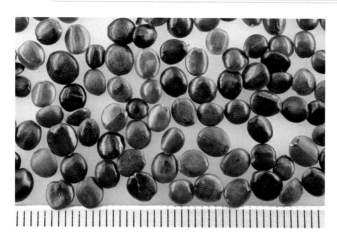
枳椇子种子（各种颜色）

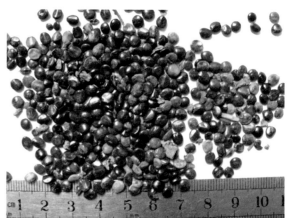
劣枳椇子（杂质太多）

84 / 虻虫 /

（部标中药材 1992）

【标准摘要】

本品为虻科动物黄绿原虻 *Arylotus bivittateinus* Takahasi 、华广原虻 *Tabanus signatipennis* Portsch 、指角原虻 *Tabanus yao* Macquart 或三重原虻 *Tabanus trigeminus* Coquillett 雌性成虫的干燥体。夏、秋两季捕捉，沸水烫死或用线穿起，干燥。

性状：黄绿原虻　虫体长1.3~1.7 cm。全体呈黄色，头部与胸腹部常分离。头部复眼黄棕色，位于额的两侧。额部基瘤和中瘤小，分别呈圆形和心脏形，彼此分离甚远。胸腹部中胸背板及小盾片密覆黄色毛，腋瓣上的一小撮毛为金黄色；翅一对，透明，翅脉黄色，腹背板1~4节的两侧具大块黄色斑纹。质轻而脆。气微腥，味咸。

华广原虻　虫体长1.6~1.8 cm。全体呈灰黑色，头部与胸腹部常分离。头部复眼黑色；额灰黄色，高约为基宽4倍，基瘤近卵圆形，黄棕色，中瘤柱状，与基瘤相连；

触角基环节呈黑红。胸腹部翅一对，透明，脉棕色，腹背板3节以上两侧具斜方形的白斑。

　　指角原虻　　虫体长2~2.3 cm。额部基瘤椭圆形，中瘤狭线形，与基瘤相连；触角基环节呈棕红色。腹背板灰褐色，每节背板后缘黄色，并有黄色细毛。

　　三重原虻　　虫体长1.9~2.1 cm。中瘤狭线形，与基瘤相连；触角基环节黑棕色，并着生黑毛。腹背板仅2节，两侧具斜方形白斑。

【说明】1. 虻虫又叫牛虻、牛蝇，东北俗称瞎蒙；形似苍蝇，大如蜜蜂；夏天扒在牛、驴等大牲畜身上吸血，也能咬人。捕捉时常用蝇拍打下，用线从颈部穿成一串，开水烫后干燥。入药后常用硬篓、软袋包装，一通折腾，到药店时多数破碎，用绳穿的往往只剩一串头部。近年来货干脆没有头部，只剩下胸腹部，所以看不到虻虫的复眼。

2. 虻虫有毒，很少用，在药斗里多时不动，容易生虫变质，建议晒干后放干燥容器中，密闭保存。

3. 记载虻虫性状的中药材标准还有药典1963、新疆1980二册、内蒙古1988、四川1984、四川1987等。

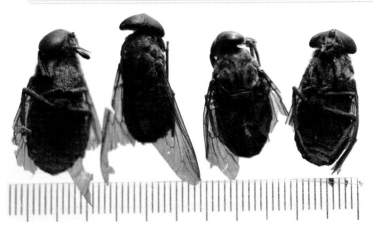

虻虫（带头）

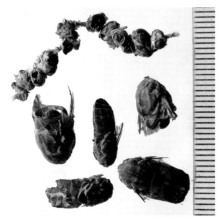

上：虻虫无头；下：串在一起的头部

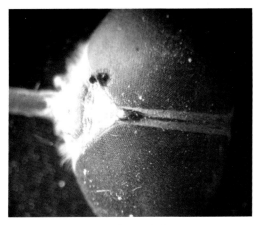

虻虫复眼放大

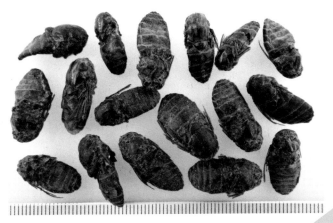

虻虫（无头）

85 / 香椿子 /

【标准摘要】

本品为楝科植物香椿 *Toona sinensis*（A. Juss.）Roem. 的干燥成熟果实。秋季采收成熟果实，晒干。

性状：本品长2.5~4 cm。果皮常开为5瓣，如毛瓣状，约裂至全长的2/3。裂瓣披针形，先端尖，外表面黑褐色，有细纹理，内面黄棕色，光滑，厚约2.5 mm，质脆。果轴呈圆锥形，顶端钝尖，黄棕色，

【说明】香椿子又叫香铃子，好像一朵半开的花。5瓣散开的果皮像花瓣，里面的果轴像花心，"花心"顶端像个五角星，5条黑线向下延展；断面白色绵软，边缘有几个黑点。常用药材中像这样的再没有了，不难识别。

2. 记载香椿子的中药材标准还有山东1995、山东2002等。

有5条棕褐色棱线，断面内心松泡如通草状，黄白色。种子着生于果轴及果瓣之间，5列，有极薄的种翅，黄白色，半透明，基部斜口状。种仁细小不明显。气微，味苦。

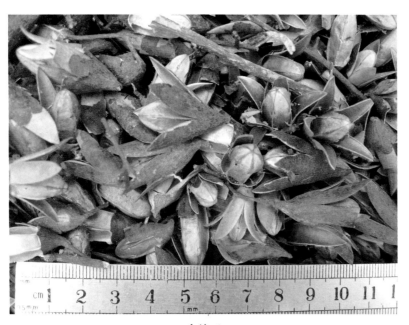

香椿子

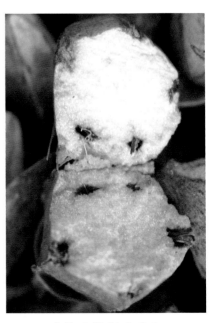

香椿子横断面放大

86 / 秋石 /

【标准摘要】

本品为食盐的加工品。

性状　本品为盆块状或馒头状，白色或淡黄白色，有光泽。体重，质坚而脆。碎断面不整齐，有玻璃样光泽。无臭，味咸。以色白、完整不碎、无臭味、无杂质者为佳。

制法　取食盐加洁净泉水煎煮，过滤，将滤液加热蒸发，干燥成粉霜，称为"秋石霜"。再将秋石霜放在有盖的瓷碗内，置炉火上煅2小时，冷却后即凝成块状固体。

【说明】1. 秋石又叫咸秋石、盆秋石。形状像小茶盅或小馒头，掂在手里沉重，敲打易碎，舐之味咸，入水易溶。

2. 记载秋石性状的中药材标准还有山东1995、山东2002、新疆1980二册、福建2006等。

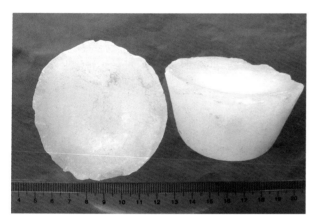

秋石（左：顶面观；右：侧面观）

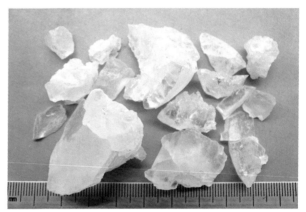

秋石碎块

87 / 信石 /

【标准摘要】

本品为天然产的神华（AS_2O_3）矿石。

性状　商品中分红信石和白信石两种，但白信石极少见，主要为红信石。

红信石呈不规则的块状，大小不一。白色，有黄色与红色彩晕，略透明或不透明，具玻璃样光泽（次品无光泽）。质脆，易碎，气无。本品极毒，不宜口尝。

白信石无色或白色，其余特征同上。

鉴别　闭口管中加热，产生白色升华物（纯品137℃升华）。

【说明】1. 信石又叫砒石、砒信、人言，是有大毒的药物。砒石进一步纯化就是砒霜，就是药物中毒性最强的东西了。国家对信石实行严格管理，一般药店、药房都不允许购销。因此，绝大多数业内人士没见过信石。此处的照片不是我们验收的商品，而是在专业学校和医院拍摄的样品。以后遇到这样的矿物药或粉末时，要想到有可能是信石、砒霜，不要口尝。信石单凭性状不易准确鉴定，需做理化实验确认。

2. 记载信石性状的中药材标准还有新疆1980二册等。

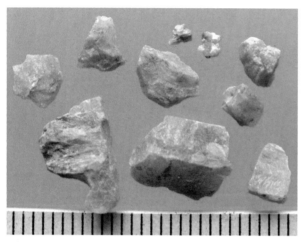

红信石

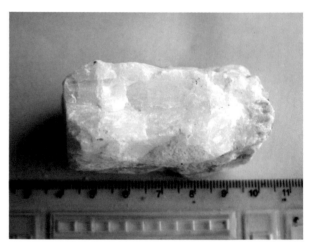

白信石

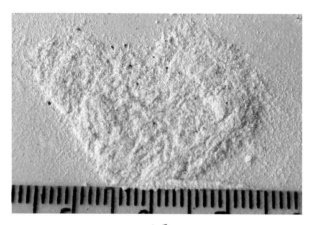

砒霜

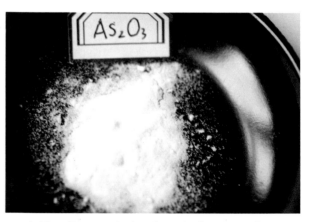

试剂三氧化二砷（分析纯）在天平托盘里

88 / 鬼针草 /

（湖北2009）

【标准摘要】

本品为菊科植物婆婆针 *Bidens bipinnata* L. 或三叶鬼针草 *Bidens pilosa* L. 的干燥全草。夏季开花时采收，晒干。

性状：本品茎四棱形，有分枝，长30~80 cm，直径0.2~0.6 cm。表面黄绿色或棕黄色，具纵棱，节稍膨大，带紫色。质轻韧，易折断，断面黄白色，中央具髓。叶对生，暗绿色或黄绿色，多皱缩破碎，完整者展开后为二回羽状深裂，边缘有不规则疏齿，两面均被短柔毛。头状花序直径0.6~1 cm，黄色。瘦果扁条型，具棱，长约0.15 cm，顶端芒刺3~4枚或脱落。主根不明显，具须根。气微，味苦。

【说明】 1. 鬼针草野地里很多，上山时经常被它的果实扎到裤子上。原来并不常用，近年有媒体宣传鬼针草降血压效果好，市场需求量猛增，来货叶多碎成粉末状。验收要看两点：①茎是不是四棱。②摊开找有没有"鬼针"（瘦果），单个瘦果扁长条型，长7~15 mm，两端尖，表面有棱，一端有2~4枚芒刺。

2. 记载鬼针草性状的中药材标准还有贵州1988、贵州2003、甘肃（试行）1995、甘肃2009、山东2002、湖南1993、湖南2009、广西1990、福建1990、湖北2009等。

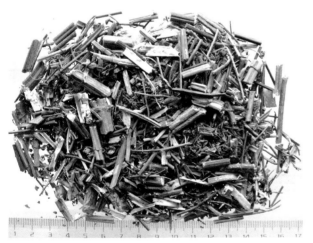

鬼针草原饮片

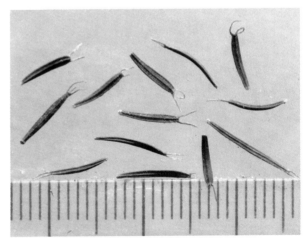

鬼针草瘦果放大

9 画

109

【标准摘要】

本品为卫矛科植物卫矛 *Euonymus alatus*（Thunb.）Sieb. 的干燥具翅状物的枝条或翅状物。全年均可采收，割取枝条，除去嫩枝及叶，晒干。

性状：本品茎呈圆柱形，有分枝，长30~60 cm，直径0.2~1.2 cm。表面灰黄绿色或灰褐色，较粗糙，有明显的不规则纵皱纹及皮孔。四面生有灰褐色翅状物，形如箭羽，宽0.4~1 cm，厚约0.2 cm。表面暗棕色，具细长的纵直纹理或微波状弯曲。质松脆，易折断或剥落。茎枝坚硬而韧，难折断。断面淡黄白色，纤维性。气微，味微苦。

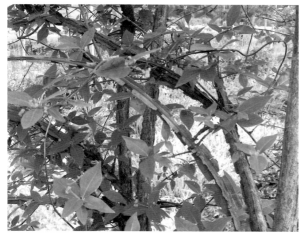

鬼箭羽原植物（带翅枝条）

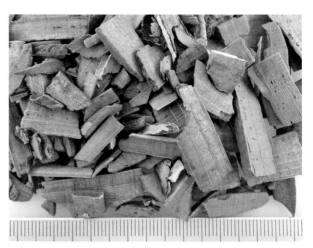

鬼箭羽饮片（翅状物）

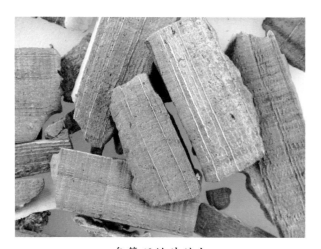

鬼箭羽饮片放大

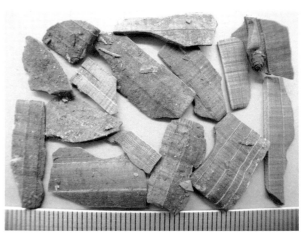

劣鬼箭羽（加了增重粉，特硬）

【说明】1. 据药典2010附录中记载，鬼箭羽的药用部位是干燥茎的翅状物。其他标准则多用带翅的枝条或翅状物。山西传统习惯只用翅，不用枝条。识别特点：①小薄木片，轻脆易碎。②表面可见两三条（少数超过3条）明显的纵棱线，细看纵棱线之间还有多数虚线状的细纵条纹。③断面纹理不清，像纤维板的断面。

2. 由于鬼箭羽价格上涨，来货常有不带翅的细枝、树皮碎片、果核碎片、泥土等。杂质还发现掺增重粉的，质地坚硬，掰断费力。这个药过去往往看一眼就收了，现在可不行了，要抓一把摊开细看，还要掰下试试。

3. 记载鬼箭羽性状的中药材标准还有药典1963、山东1995、山东2002、贵州1965、贵州1988、贵州2003、上海1994、内蒙古1988、湖南1993、湖南2009、北京1998、河南1993、新疆1980二册、江苏1989、甘肃（试行）1992、甘肃2009、辽宁2009等。

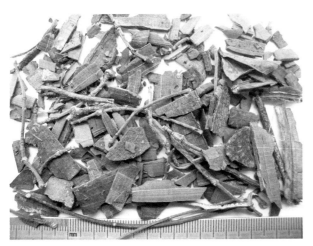

劣鬼箭羽（加了增重粉又掺杂质）

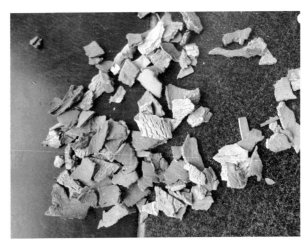

料子（从鬼箭羽中挑出的掺杂树皮）

90 / 胆矾 /

（药典1977）

【标准摘要】

本品为三斜晶系胆矾的矿石，主含含水硫酸铜（$CuSO_4 \cdot 5H_2O$）。开采铜、铅、锌等矿时选取或用化学方法制得。

性状：本品呈不规则块状，大小不一。深蓝色或淡蓝色，半透明至透明，有玻璃样光泽。质脆易碎，碎块呈棱柱状。无臭，味涩。以块大、色深蓝者为佳。

鉴别：取本品，加热灼烧，变为白色，遇水则又变蓝色。

炮制：除去杂质，砸成小块。

【说明】1.胆矾是蓝色的矿物，也称云胆矾、蓝矾，主要成分是含水硫酸铜（$CuSO_4 \cdot 5H_2O$）。鉴别要点：①极易溶于水，使水呈均匀的天蓝色。②胆矾在空气中易风化，逐渐失去结晶水，变为白色，加热烘烤则很快变白。

2.记载胆矾性状的中药材标准还有北京1998、药典1963、河南1993、维药1993、上海1994、青海藏药1992、内蒙古1988、新疆1980二册、蒙药1986、北京1998、山东1995、山东2002、四川1987增补等。

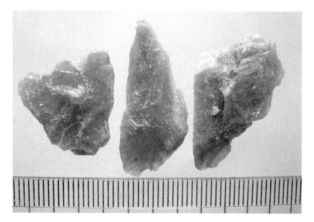

胆矾

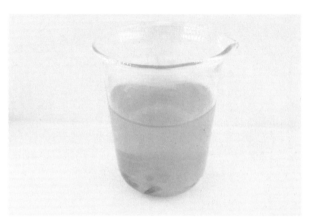

胆矾水泡

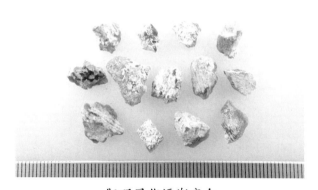

胆矾风化逐渐变白

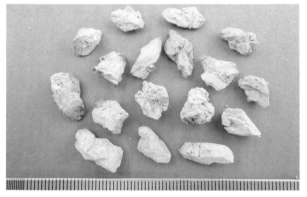

胆矾烘烤后变白

91 / 迷迭香

（云南彝药Ⅱ 2005）

【标准摘要】

本品为唇形科植物迷迭香 *Rosmarinus officinalis* Linn. 的干燥地上部分。夏、秋季采收，干燥。

性状：本品老茎呈圆柱形，幼枝四棱形，密被白色细茸毛，直径0.1~0.5 cm。表面暗灰色，外皮易脱落，脱落处显灰黄色。质硬，断面纤维性，黄色。叶丛生于枝上，线形，长1~2.5 cm，宽1~2 mm，表面绿色，下面密被白色茸毛，全缘，革质。气香特异，味微辛辣。

【说明】1. 标准中记载迷迭香药用应该是地上部分或嫩茎叶，但我们看到的来货都是叶子。中医开方不用，来货都装罐密封，做精品饮片销售。两侧内卷，放大可见细横纹。

2. 记载迷迭香性状的中药材标准还有广西壮药2008、桂药管注［2006］8号等。

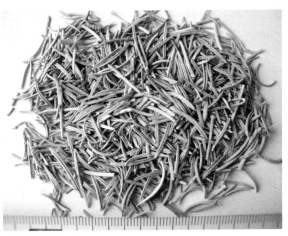

迷迭香（叶）

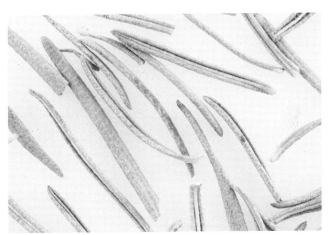

迷迭香叶局部放大

92 扁豆花

（部标中药材 1992）

【标准摘要】

本品为豆科植物扁豆 *Lablab purpureus*（L.）Sweet 的干燥花。夏、秋两季采摘未完全开放的花，除去杂质，晒干。

性状　本品多皱缩，展开后呈不规则扁三角形，长1~1.5 cm。花萼宽钟状，稍二唇形，黄色至黄棕色，外被白色短毛，上唇2齿几全部合生，较大，其余3齿较小，近等大；花冠蝶形，黄白色至黄棕色，龙骨瓣抱合成舟状，上弯几乎成直角；雄蕊10，其中1个单生，另9个花丝基部合生成管状；雌蕊1，黄色或微带绿色，上弯，柱头顶生，下方有短须毛，体轻。气微，味微甘。

【说明】1. 扁豆开花有白、红、紫等各种颜色，药用只用白色的，故又称白扁豆花。颜色越白说明越新鲜，质量越好。验收首先看白不白，若都成了棕色的就不能收了。

2. 记载扁豆花性状的中药材标准还有药典1963、药典1977、山西1987、贵州1965、内蒙古1988、新疆1980二册等。

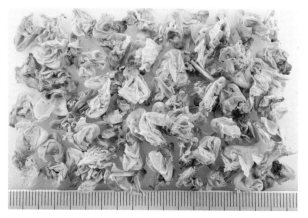

白扁豆花

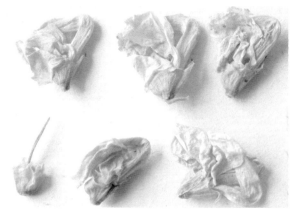

白扁豆花新货

93 扁豆衣

（山东 2002）

【标准摘要】

本品为豆科植物白扁豆 *Lablab purpureus*（L.）Sweet 的干燥种皮。

性状：本品为破碎种皮，呈不规则卷缩状，块片大小不一，光滑。乳白色或淡黄白色。珠柄多数完整。种阜半月形，类白色。质坚，易碎。气微，味弱。

【说明】1. 扁豆的种皮也有白、紫、花等多种颜色，入药只用白色的，故又名白扁豆衣。商品越白越新鲜，质量越好。白扁豆具有"白眉"（种阜）的特点。

2. 记载扁豆衣、白扁豆衣性状的中药材标准还有上海1994、山东1995等。

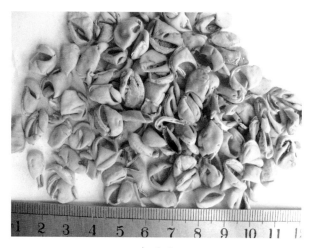

扁豆衣

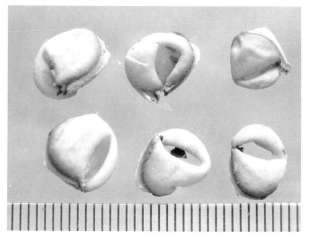

白扁豆衣新货

94 / 素馨花 /

（药典1977）

【标准摘要】

本品为木犀科植物素芳花 *Jasminum officinale* L. 素馨花 *Jasminum officinale* L. var. *grandiflorum* （L.）Kobuski 的干燥花蕾。夏、秋两季花未开放时于清晨采摘，除去花梗、花萼及杂质，蒸软，晒干。

性状：本品略呈毛笔状，长2~3 cm。表面金黄色至淡黄棕色，皱缩。花冠管长1~2 cm，直径1~1.5 mm，花冠裂片5片，呈覆瓦状紧裹，形如毛笔头，直径2~3 mm。雄蕊2，着生于花冠管的上部，花丝短，花药长圆形；花柱细柱状，柱头稍膨大。质稍脆，遇潮变软。气香，味苦、微涩。以色金黄、香气浓者为佳。

【说明】1. 素馨花，广东标准包括花蕾或开放的花。花蕾商品习称"素馨针"，开放的花商品习称"素馨花"。常皱缩成不规则小团块。展开的花瓣5片开裂，基部连合成筒形，黄色或黄棕色。质柔软。来货主要是花蕾，偶见开放的花。

2. 记载素馨花性状的中药材标准还有广东2004等。

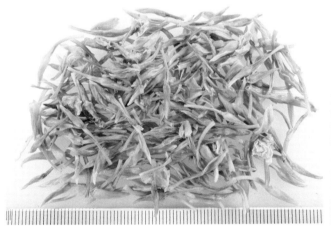

素馨花（有开放的花）

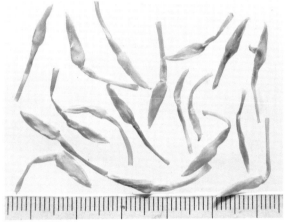

素馨花（花蕾，又叫素馨针）

95 / 蚕沙 /

（部标中药材1992）

【标准摘要】

本品为蚕蛾科昆虫家蚕 *Bombyx mori* Linnaeus 的干燥粪便。夏、秋两季采收，除去杂质，晒干。

性状：本品为短圆柱形的小颗粒，长2~5 mm，直径1.5~3 mm。表面灰黑色至绿黑色，粗糙，有6条纵棱及横向环纹，两端钝，呈六棱形。质坚而脆。具青草气，味淡。

10 画

【说明】1. 蚕沙好认，6棱形，纵棱之间有横环，表面灰黑色。但近十几年我们见到的蚕沙表面总附白粉，经查询得知，是养蚕时撒石灰或漂白粉造成的。到药市调查发现没有不带白粉的蚕沙，如果不收这样的蚕沙，临床就无药可用，收货又怕出事，进退两难，建议中医大夫最好能用其他药代替蚕沙。

2. 蚕沙，也写作蚕砂，中医开方常写"晚蚕砂"。查各地标准，有的用"二至三眠的幼虫的干燥粪便"，有的用"三眠以后幼虫的粪便"。蚕的幼虫吃桑叶，但过几天就会不吃不动，像睡着了一样，叫"眠"。眠后蜕皮、长大，就又开始吃桑叶，再过几天又眠。幼虫到吐丝前要眠4次，2~3眠的粪便叫"早蚕砂"，3眠以后的粪便叫"晚蚕砂"。部标中药材1992规定"长2~5 mm，直径1.5~3 mm"不分早晚，同等入药，还规定"表面灰黑色至绿黑色"，这是4眠以前的粪便颜色。因为4眠以后粪便会变为叶绿色，不再发黑，就不符合标准了。

3. 记载蚕沙性状的中药材标准还有江苏1986一、江苏1989、福建1990、福建2006、四川1980、四川1987、湖南1993、贵州1988、贵州2003等。

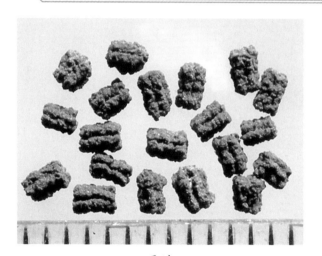

蚕沙

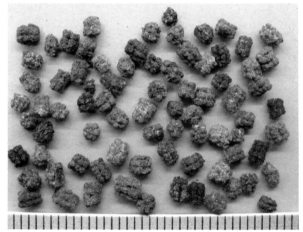

蚕沙（表面有白粉）

96 / 蚕茧 /

（上海1994）

【标准摘要】

本品为蚕蛾科昆虫家蚕蛾 Bombyx mori L. 带蛹的茧。夏、秋季幼虫成熟后收集烫死，晒干。

性状：本品呈矩圆形，或中部稍缢缩，长3~4 cm，宽1.7~2 cm。表面白色，有不规则皱纹、附着在外表面的绒毛状蚕丛。内壁丝纹坚密有序。质轻而韧，不易撕破。内含黄棕色茧蛹1枚及成蛹前脱落的淡棕色、皱缩的蚕皮。气特异，味淡。

【说明】记载蚕茧性状的中药材标准还有部标维药1999、山东1995、山东2002、贵州2003。只有上海标准要求"带蛹的茧"，其他标准都是用"茧壳"。过去来货都是带蛹的，符合上海标准。现在来的蚕茧表面都有个空洞，只是空壳，符合其他标准。咨询用药的中医大夫，说有没有蛹都行。据说蚕蛹取出去食用了，也有说作僵蛹入药了。

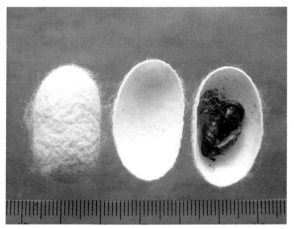

蚕茧（带蛹）

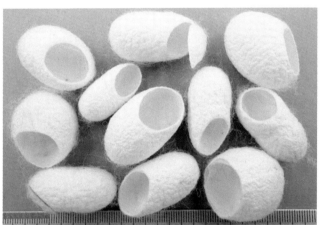

蚕茧（无蛹）

97 / 蚕蛾 /
（山西 1987）

【标准摘要】

本品为蚕蛾科昆虫家蚕蛾 *Bombyx mori* Linnaeus 的雄性全虫。夏季选取腹部狭窄的雄性蚕蛾，以沸水烫死，晒干。

性状：本品全体均密被白色鳞片，体长1.6~2.3 cm，翅展3.9~4.3 cm。头部较小，复眼1对，略呈椭圆形。黄白色至棕色、黑色。口器退化，下唇须细小。触角1对，羽毛状，黑色。前胸节和中胸节吻合，前翅位于中胸部，呈三角形，较大，有3条淡暗色的横纹；后翅生于后胸，较小，略呈圆形，有2条较深色的平行线；足3对，跗节5节，具1对黑褐色的爪，有绵状毛。腹部狭窄，末端稍尖。

【说明】1. 山西、山东、北京标准都是用雄蚕蛾，而其他标准是用"成虫"，不分性别。实际来货翅和触角往往碎断，只有躯干部相对完整。躯干包括头、胸、腹三部分，长腿和翅膀的地方叫胸部，胸部下面有横环的部分是腹部。雌雄蚕蛾的最主要区别看腹部：①雄蚕蛾腹部较细长，长度是最宽处的2倍或更长。②雌蚕蛾腹部较短宽，腹部的的长度和最宽处近相等或稍长。来货有时雌雄混杂，注意区分。不少中医开方多用"雄蚕蛾"，那就应该挑细长的入药。

2. 现在出现一种红色的蚕蛾，据说是新研究的彩蚕，从幼虫阶段开始就是红色的。但药用标准没写，我们不敢要。

3. 记载蚕蛾性状的中药材标准还有山东1995、山东2002、北京1998、渝食药监注[2005]13号等。

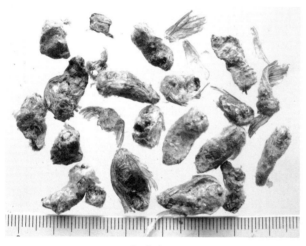

蚕蛾商品

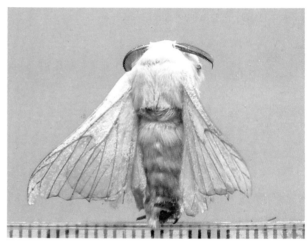

雄蚕蛾

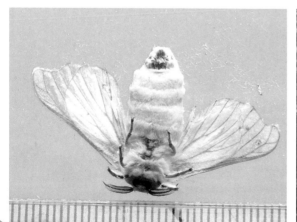

完整雌蚕蛾

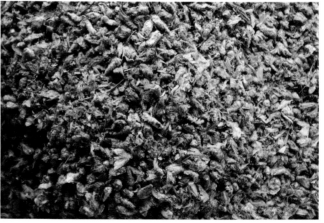

红蚕蛾

98 / 荷梗 /
（山西 1987）

【标准摘要】

本品为睡莲科植物莲 *Nelumbo nucifera* Gaertm. 的干燥叶柄。6~9月在采集荷叶时，收集剪下的叶柄，晒干。

性状：本品呈近圆柱形，长20~60 cm，直径8~15 mm。表面淡棕黄色，具深浅不等的纵沟及多数短小的刺状突起。质轻，易折断，折断时有粉尘飞出。断面淡粉白色，可见数个大小不等的孔道（气隙）。气微弱，味淡。

【说明】1. 荷梗饮片很像另一种饮片——水葱。二者粗细差不多，表面都是黄色，最大的区别点：荷梗表面有小刺，水葱表面平滑、没有小刺；断面也不同，图上很清楚，不再赘述。验收荷梗要注意，太脏的不要。

2. 记载荷梗性状的中药材标准还有部标中药材1992、贵州1988、江苏1989、内蒙古1988等。

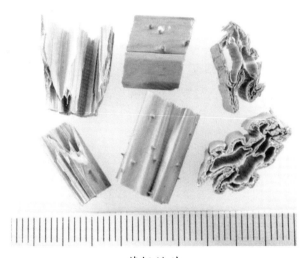

荷梗饮片

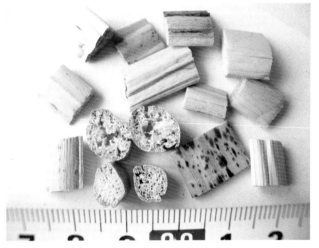

水葱饮片

99 / 铁落 /
（湖南 2009）

【标准摘要】本品为生铁煅至红赤，外层氧化时被锤落的铁屑，主含四氧化三铁（Fe_3O_4）。

性状：本品为不规则的小片或碎粒，大小不一。表面深黑色，有金属光泽。体重。质坚而脆，易折断。气微，无臭，味淡。

【说明】1. 铁落（lào）又名铁落花、生铁落，是打铁时飞溅的火花落地形成，很少用。以前的铁落比较大，多数直径2~6 mm，一面平坦，另一面凹凸不平。现在的商品特别小，大片直径也不超过2 mm，小的占多数，直径只有0.2~0.5 mm，而且两面都很光滑。问专卖冷背药的老板，回答说是过去的打铁是手工而现代用机器，所以样子不同。我们似信非信，看标准上也没详细规定，只是说"大小不一，表面深黑色，有金属光泽"。以前的和现在的铁落都符合标准规定，没理由退货。

2. 记载铁落性状的中药材标准还有蒙药1986、山东1995、山东2002、河南1993等。

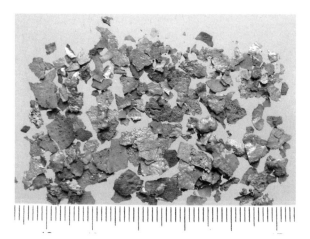

以前的铁落

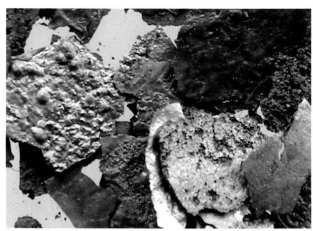

以前的铁落放大

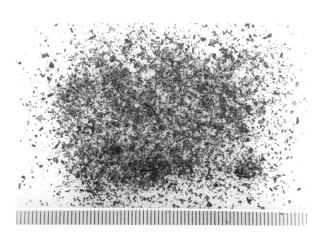

现在的铁落商品

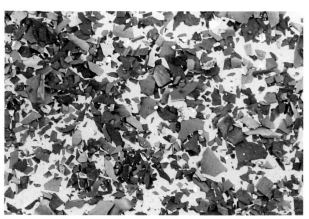

现在的铁落商品放大

饮片验收经验
（非药典品）

120

100 / 铁树叶 /

（上海 1994）

【标准摘要】

本品为苏铁科植物苏铁 *Cycas evoluta* Thunb. 的干燥叶。全年可采，一般在夏季，叶盛长有黄叶出现时，采割，晒干或阴干。

性状：本品叶片大型，羽状深裂，平展或成折叠状，长50~200 cm。基部两侧有疏刺，刺长2~3 mm，羽状叶向上斜展成"V"字形，羽片可达100对以上，条状，长9~20 cm，宽4~6 mm，先端有刺状尖头，基部窄，两侧不对称，边缘显著向下反卷。上表面黄绿色至灰褐色，中央凹槽内有稍突起的主脉。下表面色稍浅，主脉明显突起，两侧有疏柔毛或脱落。厚革质，切断面呈"〰〰"字形。气微。味淡。

【说明】铁树叶来货都是饮片，摊开细看仍可见标准上描述的一些特点：①叶柄基部疏生小刺。②叶轴断面有小点散在分布。③羽状叶向上呈"V"字形，叶基部两侧不对称（叶脉两边宽窄不同）。④叶先端尖，叶边缘反卷，中脉突出，下表面尤其明显。

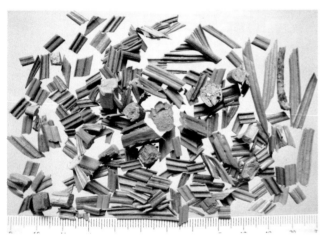

铁树叶

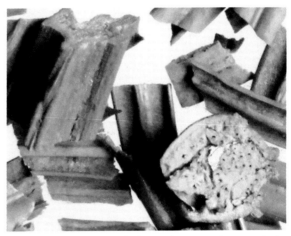

铁树叶放大（叶柄基部小刺、叶轴断面小点）

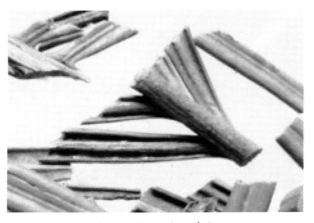

铁树叶放大（叶基）

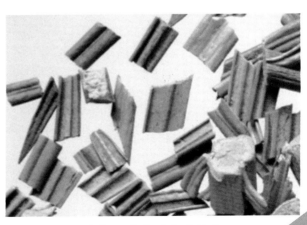

叶尖、叶上下表面放大

101 / 铁线透骨草 /

【标准摘要】

本品为毛茛科植物黄花铁线莲 *Clematis intricata* Bunge 的干燥地上部分。夏季花盛开时采割，除去隔年老茎及杂质，捆成小把，晒干。

性状：本品多扎成小捆。茎细长，直径0.1~0.3 cm。表面灰绿色，有明显的纵棱，节稍膨大。叶对生，具长柄，完整者为二回羽状复叶，3出，小叶披针形或狭卵形。花两性，淡黄色，单一或3朵成聚伞花序腋生，花梗长约3 cm；萼片4，先端急尖，边缘密生短柔毛。无花瓣；雄蕊多数，花丝有短柔毛；雌蕊多数，瘦果，扁卵形，长约2.5 mm，宿存花柱长达5 cm，羽毛状。气微，味淡。以叶多、色绿、带花果者为佳。

炮制：取原药材，除去杂质，洗净，润透，切中段，晒干。

【说明】1. 铁线透骨草在山西北部用得较多，当地称"透骨草"。饮片中多数只有茎和叶，花少见。特征如下：①茎细，直径0.1~0.3 cm；表面纵棱明显，常扭曲；用手搓，茎皮易脱落。茎的断面中间有软的髓，用放大镜看，髓的边缘像花瓣起伏不平。②叶易碎，但把饮片摊薄总能找到较完整的叶。干叶灰绿色，细长，主脉明显，侧脉不明显。把叶泡水里展开，可见叶三分叉，全缘。口尝没味。③偶见花柱，白色，很像羽毛。

2. 铁线透骨草的药用部分各地不同，北京标准是地上部分，内蒙古标准是全草。山西只用地上部分，饮片里没有根。

3. 记载铁线透骨草性状的中药材标准还有北京1994、内蒙古1988、新疆1980二册（正名透骨草）、广西1996（正名透骨草）等。

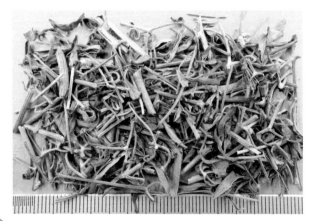

铁线透骨草饮片

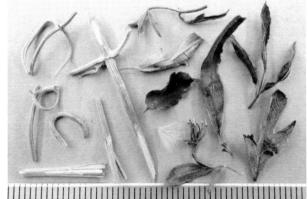

铁线透骨草饮片（摊开）

凤仙透骨草

（药典 1977）

【标准摘要】

本品为凤仙花科植物凤仙花 *Impatiens balsamina* L. 的干燥茎。夏、秋两季采割，除去杂质。干燥。

性状：本品略呈长圆柱形，稍弯曲，多分枝，长30~60 cm，直径1~2 cm。表面黄棕色至红棕色，具纵沟纹，节膨大，有深棕色的叶痕。体轻，质脆，易折断，断面不整齐，中空或有髓。气微，味微酸。以色红棕者为佳。

【说明】1. 凤仙透骨草又称透骨草，就是指甲草的茎，其种子入药叫急性子。饮片鉴别要点：棕色外皮多纵沟，皮薄中空里白色。由于不常用，放置时间长，来货外皮变成灰棕色，里面有的呈灰色，我们都不收。

2. 透骨草品种很乱，仅山西习用的就有三种，分别来源于：大戟科地构叶的全草、毛茛科黄花铁线莲的全草、凤仙花科凤仙花的茎。山西1987将地构叶定为透骨草的正品，但其他两种仍在一些地方习用。而药典2010附录中记载的"透骨草"是豆科山野豌豆等5种植物的地上部分。本书记载山西习用的三种透骨草，按地方标准分别称为珍珠透骨草、铁线透骨草和凤仙透骨草。

3. 记载凤仙透骨草性状的中药材标准还有北京1998、河南1993、湖南1993、湖南2009、新疆1980二册、湖北2009（正名为透骨草）、上海1994 [正名为"透骨草（凤仙透骨草）"]。

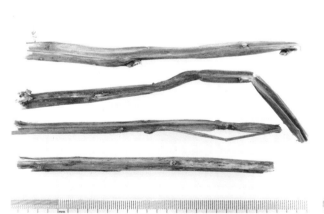

凤仙透骨草原植物

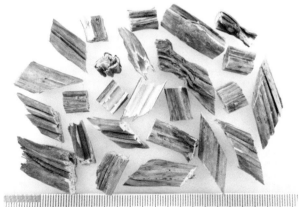

凤仙透骨草饮片

珍珠透骨草

（山西饮片 2017）

【标准摘要】

本品为大戟科植物地构叶 *Speranshia tuberculata*（Bge.）Baill. 的干燥全草。夏季、秋季花果期采收，去掉杂草及泥沙，晒干。

饮片性状：本品为不规则的段。根表面黄棕色，有细纵皱纹。切面皮部内缘常呈紫色，易剥离。木部黄白色，木质化。茎直径0.1~0.3 cm，圆柱形微具棱，表面淡绿或灰绿色，被灰白色柔毛；断面皮部灰绿色，木部浅黄色，髓部多中空。叶互生，灰绿色，多破碎，完整叶片披针形至椭圆状披针形，长1.5~7 cm，宽0.5~2 cm，先端多渐尖，基部阔楔形或近圆形，下部2/3具稀疏钝齿，两面均被白色柔毛，下表面主脉突起。可见总状花序轴及果实，蒴果三角状扁圆形。气微，味淡、后微苦。

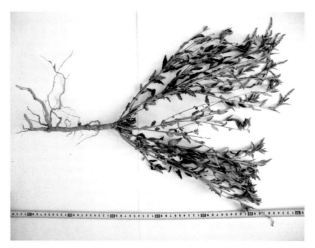

珍珠透骨草原植物（鲜）

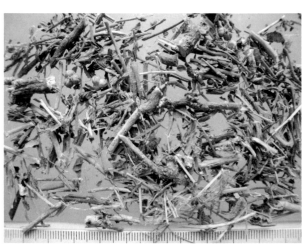

珍珠透骨草饮片

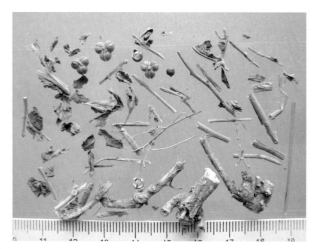

珍珠透骨草饮片摊薄

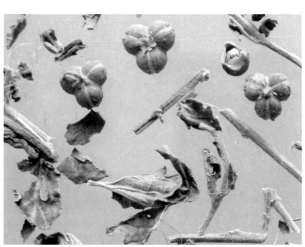

珍珠透骨草饮片放大

【说明】1. 珍珠透骨草是山西用得最多的一种"透骨草",全草入药。特征如下:①根比地上茎粗,也比较长,在饮片中很显眼。储存稍久,在根茎和根的横切面上可见一个紫色的环,较新的饮片没有。②果实由3个圆球组成,表面有稀疏的突起小点。③叶片多碎,中脉明显,侧脉不明显。放大镜下可见两面有短毛,口尝先淡后微苦。④茎细,直径1~4 mm,放大镜下可见密密的短毛、断面多空心。

2. 珍珠透骨草有的标准又叫透骨草(地构叶),山西、宁夏、河南标准用全草入药,内蒙古、山东、甘肃、湖南标准用地上部分。

3. 透骨草品种混乱,各地中药材标准记载的"透骨草"来源于大戟科、毛茛科、豆科、杜鹃花科、凤仙花科共计11种植物。药典2010附录中记载了透骨草(豆科野豌豆属5种植物)和珍珠透骨草(大戟科植物地构叶全草)。部标成方一册1990附录中也记载透骨草,是毛茛科植物黄花铁线莲的全草。山西省就用3种不同科的透骨草(珍珠透骨草、铁线透骨草、凤仙透骨草)。

4. 记载透骨草(地构叶)性状的中药材标准还有山西1987、宁夏1993、甘肃(试行)1991、湖南2009。记载珍珠透骨草性状的中药材标准有河南1993、山东1995、山东2002、甘肃2009、内蒙古1988等。

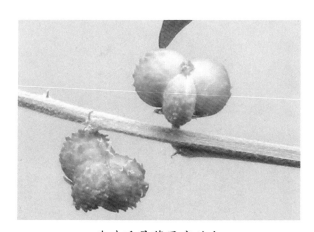

珍珠透骨草果实放大

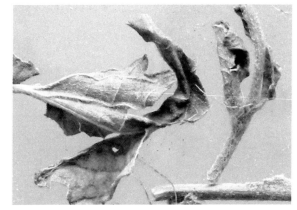

珍珠透骨草茎叶放大(有毛)

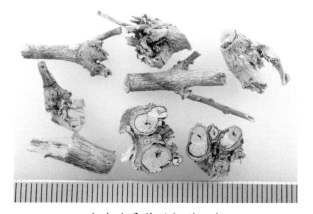

珍珠透骨草的根茎及根

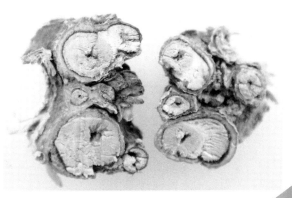

珍珠透骨草根茎放大(紫色环)

10 画

125

102 / 海桐皮 /

（黑龙江 2001）

【标准摘要】

本品为豆科植物刺桐 *Erythrina variegata* L. var. *orientalis* （L.）Merr.、乔木刺桐 *Erythrina arborescens* Roxb. 或芸香科植物樗叶花椒 *Zanthoxylum ailanthoides* Sieb. et Zucc.、朵椒 *Zanthoxylum molle* Rehd. 的干燥树皮。初夏剥取有钉刺的树皮，晒干。

性状：刺桐、乔木刺桐　本品呈板片状，两边略卷曲，厚0.3~1 cm。外表面淡棕色至棕黑色，常有宽窄不等的纵凹纹。栓皮有时已除去，未除去栓皮的表面粗糙，散布有钉刺或除去钉刺后的圆形疤痕，钉刺长圆锥形，高0.5~0.8 cm，顶端锐尖，基部直径0.5~1 cm。内表面黄棕色、浅黄棕色或浅黄色，较平坦，有细密网纹。质硬而韧，断面裂片状。气微，味微苦。

樗叶花椒　本品呈片状或板片状，两边略卷曲，厚0.1~0.3 cm。外表面灰褐色、淡棕色、黑灰色或淡黑灰色，有的可见灰白色斑纹；具纵裂纹，并有分布较密的钉刺，钉刺大多呈乳头状，高1~1.5 cm，顶端锐尖，基部直径0.8~2 cm；有的尖刺已除去。内表面棕黄色、黄棕色或黄白色，光滑，在钉刺相对的皮内有印痕。质硬而韧，不易折断，断面不整齐。气微香，味微麻辣。

朵椒　外表面灰褐色或淡灰黑色，有纵向或横向乳头状钉刺，钉刺形状较鼓，顶端有锐尖刺，亦可见2个钉刺合生，刺尖多脱落。

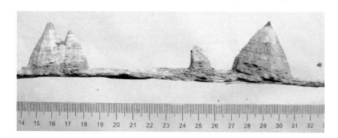

浙海桐皮侧面观（皮薄，钉大）

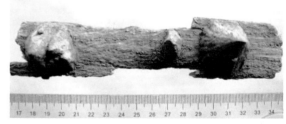

浙海桐皮外表面（有的两个钉刺长到一起）

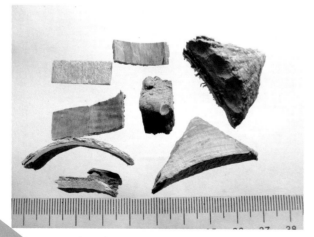

浙海桐皮饮片（点刺横纹）

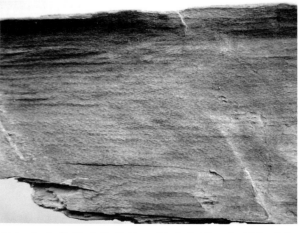

浙桐皮内表面（看花纹、断面分层、钉刺印痕）

【说明】1. 海桐皮又称丁皮，品种来源复杂。《中药鉴别手册》第二册记载，我国有4个科6种植物的树皮都称海桐皮药用，都有药用标准。山西主要使用的是77年药典收载的芸香科浙桐皮，经显微鉴定为朵椒，也有少数五加科川桐皮。鉴别要点：①树皮厚度，浙桐皮1.5~3 mm，川桐皮厚2~7 mm，广桐皮厚10~20 mm，豆科海桐皮厚3~10 mm。②钉刺基部直径，浙桐皮8~20 mm，川桐皮5~15 mm，广桐皮10~35 mm，豆科海桐皮4~8 mm。③内表面，浙桐皮有短线状小突起，川桐皮有连续平行的细纹。④味，浙桐皮微麻辣，川桐皮苦，广桐皮淡、嚼之有黏性，豆科海桐皮淡或稍苦。

2. 海桐皮饮片与其他树皮类药材的区别：①有三角形或乳头状的钉刺。②断面有明显的整齐层纹，折断面看得更清楚，但不能层层分离，与秦皮、苦楝皮不同。

3. 记载芸香科植物樗叶花椒或朵椒树皮性状的中药材标准有药典1977（正名浙桐皮）、黑龙江2001和北京1998（正名均为海桐皮）、上海1994[正名海桐皮（浙桐皮）]。

记载五加科植物刺楸树皮性状的中药材标准有贵州1988（正名海桐皮）、湖南2009（正名海桐皮）、湖南1993[正名海桐皮（川桐皮）]。

记载木棉科植物木棉树皮性状的中药材标准有广西1990（正名木棉皮，商品称广桐皮）。

记载豆科植物刺桐、乔木刺桐树皮性状的中药材标准有药典1977、黑龙江2001、内蒙古1988、山东1995、山东2002、四川1987增补、新疆1980二册、湖南2009（正名均为海桐皮）。

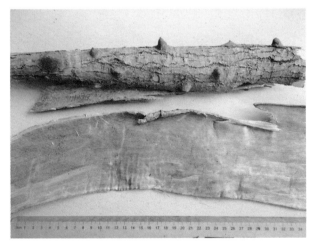

川桐皮外表面

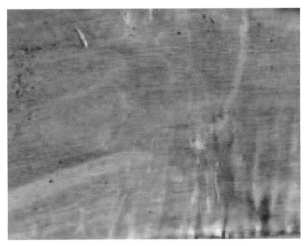

川桐皮内表面放大

【标准摘要】

本品为海蛾鱼科动物海蛾 *Pegasus laternarius* Cuvier 的干燥全体。全年可采捕。捕后用淡水洗净，晒干。

性状：本品全体稍似麻雀而扁平，长4~10 cm，无鳞。背部黑褐色、灰褐色或灰黄色。嘴尖，无牙。眼骨突起。鳃盖各骨愈合成一块鳃板。躯干部紧密而宽扁，具4条纵棱，中间2条延伸至尾部，外侧2条多呈弧形。背部骨板具弧形横纹与纵棱相交成瓦格形。胸鳍发达呈翅状。腹部扁平，黄白色至黄棕色，具不规则纹理。尾部方柱形，具纵棱4条，呈节状，尾长，愈近尾端愈小。骨质，坚硬。气微，味咸。

品种情况：同属动物飞海蛾P.volitans Cuvier与海蛾相似，习性相同，作用相近。其区别点：飞海蛾吻部特别突出延长，呈一扁平的长柄，两侧具细锯齿，尾部细长，尾鳍上散布有细小绿褐色斑。

【说明】1. 海麻雀北方基本不用，但有些药店在玻璃柜台里摆几个，跟海龙、海马摆在一起。街头也有些摊贩将小海马、小海龙和海麻雀（称"海燕"）组合成一个包装，称"南海三宝"兜售。许多顾客不认识，常到药店询问，营业员也不知道，彼此相问。我们查到这确实是味中药，也查到了广东标准记载的两种动物（海麻雀、飞海蛾），一块分享给大家。看标准性状和图片，不难识别，以后再有人问就好回答了。

2. 海麻雀有海燕的别名，但另有一种药叫海燕，是海燕科动物，形如五角星，生于海中。《中华本草》有载，我们没验收过。

3. 海麻雀性味甘、平。功效化痰止咳、消瘿散结、解毒消肿、止泻，用于小儿痰咳、瘿瘤痰核、麻疹、麻疹后腹泻，其功效并不是摊贩宣传的壮阳补肾。

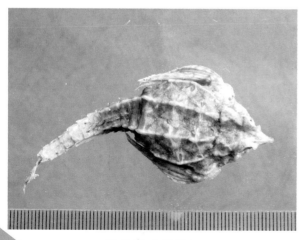

海麻雀（背面）

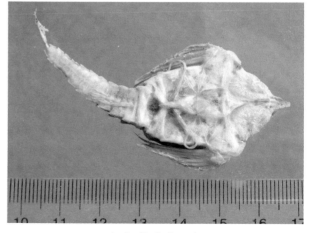

海麻雀（腹面）

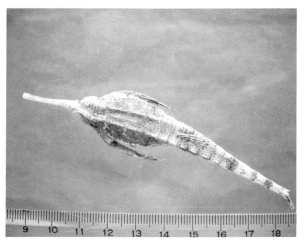
飞海蛾（背面）

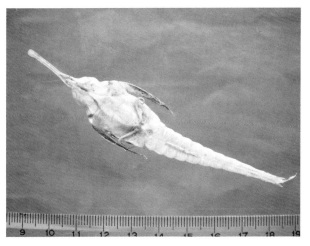
飞海蛾（腹面）

104 / 海金沙草 /
（广东2010）

【标准摘要】

本品为海金沙科植物海金沙 *Lygodium japonicum*（Thunb.）Sw. 及小叶海金沙 *Lygodium microphyllum*（Cav.）R. Br. 的干燥地上部分。秋季孢子未脱落时采收，除去杂质，晒干。

性状：海金沙　本品呈缠绕团状，黄棕色至棕色。完整叶展开为1~2回羽状复叶，两面均被细柔毛。不育羽片尖三角形，通常与能育羽片相似，小羽片2~4对，互生，卵圆形，2回小羽片2~3对，互生，卵状三角形，掌状分裂。末回小羽片有短柄或无柄，不经关节着生，通常掌状3裂、中央裂片短而阔，顶端钝，基部近心形。边缘有锯齿或不规则分裂。叶纸质，中脉及侧脉上有稀疏短毛。能育叶羽片卵状三角形，末回小羽片边缘有疏生流苏状孢子囊穗。孢子囊梨形，环带位于小头。气微香，味淡。

小叶海金沙　本品呈缠绕团状，黄褐色或棕褐色。叶近二型，薄草质，无毛。不育叶长圆形，长7~8 cm，宽4~7 cm，奇数羽状，羽片小，心形或卵状三角形，钝头，基部心形，以关节着生于短柄的顶端，边缘有短锯齿。能育叶羽片位于叶轴上部，与不育叶同形，但略大，长8~10 cm，宽4~6 cm，小羽片三角形或卵状三角形，也以关节着生于短柄上，孢子囊穗条形，长3~10 mm，无毛，每穗有孢子囊5~8对排列于叶缘。气微香，味微酸。

【说明】1.海金沙草又称海金沙藤，来货是饮片。新货叶绿，陈货叶黄褐。鉴别要点：①茎和叶柄极细（1 mm左右）。②叶脉密集，两面突起。③有的叶（能育叶）边缘有孢子囊穗。

2.记载海金沙草性状的中药材标准还有贵州2003等。记载海金沙藤的中药材标准还有湖南2009、上海1994、福建2006、江西1996等。

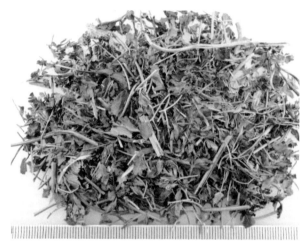

海金沙草饮片

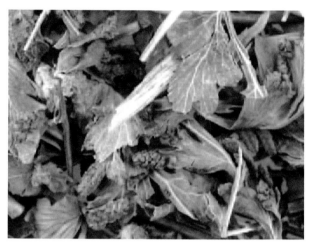

海金沙草饮片放大（下方叶长孢子囊穗）

105 / 浮石 /

（部标中药材 1992）

【标准摘要】

本品为火山喷出的岩浆凝固形成的多孔状石块。多于夏、秋两季收集，洗净、晒干。

性状：本品呈海绵样的不规则块状，大小不等。表面灰白色或灰黄色，具多数细孔。体轻，质硬而脆。断面疏松，常有玻璃或绢丝样光泽。气微，味微咸。

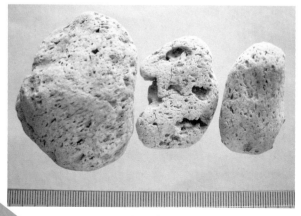

浮石商品

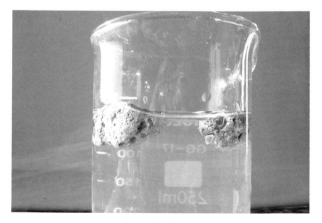

浮石漂浮水面

106 / 浮海石 /

（部标中药材 1992）

【标准摘要】

本品为胞孔科动物脊突苔虫 *Costazia aculeata* Canu et Bassler 的干燥骨骼，多于夏、秋两季收集，洗净、晒干。

性状：本品呈珊瑚样的不规则块状，大小不等。灰白色或灰黄色，表面多突起呈叉状分枝，中部交织如网状。体轻，质硬而脆。表面与断面均有多数细小孔道。气微腥，味微咸。

【说明】浮石也称海石、海浮石、浮海石。市售浮石来源有两种：①矿物。火山喷出的岩浆凝固形成的多孔状石块。②动物。胞孔科动物脊突苔虫的骨骼，也叫石花。药材标准用名很不一致，国家标准（药典1977、部标中药材1992）把浮石、浮海石作为两种药分别收载，但功效、主治、用量、用法完全一致。地方标准就比较乱了，有的称"海浮石"（如黑龙江2001、四川1987增补），有的称"浮海石"（如内蒙古1988），但都包括矿物、动物两种。也有的只记载动物海浮石（如药典2010附录，新疆1980二册）。在山西，这两种药都有长期的用药习惯，各地习用品种不同。本省标准未载此药，验收按部标中药材1992，把来源于矿物的叫浮石，来源于动物的叫浮海石。

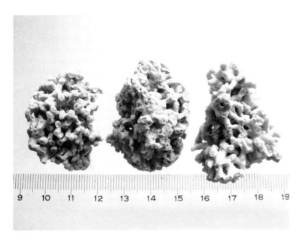

浮海石商品

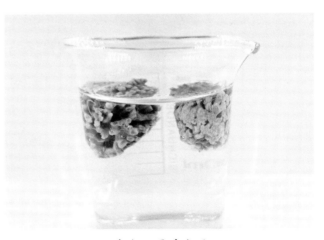

浮海石漂浮水面

107 /浮小麦/

（部标中药材 1992）

【标准摘要】

本品为禾本科植物小麦 *Triticum aestivum* L. 的干燥轻浮瘪瘦果实。麦收后，采收瘪瘦而轻浮的及未脱净皮的麦皮粒，晒干。

性状：本品呈长圆形，长约6 mm，直径1.5~2.5 mm。表面黄白色或浅黄棕色，略皱缩；腹面中央有一纵行深沟，顶端钝形，具黄白色柔毛，另一端略尖。质较硬，断面白色，粉性。气弱，味淡。

【说明】1. 浮小麦也有假的，据说是雀麦（异燕麦）的种子，长约8 mm（浮小麦长约6 mm），饱满，入水不浮。

2. 浮小麦，顾名思义，应该是浮在水上的小麦。部标中药材1992性状里虽没规定必须浮在水上，但在来源项记载浮小麦入药部位是"轻浮瘪瘦果实"，轻，是体轻，轻到什么程度呢？——浮，就是浮在水面上。《山西省中药材标准》1987年版规定："充实饱满的小麦粒，不宜作浮小麦入药。"在[检查]项中又规定："杂质（包括饱满的小麦粒）不得超过10%。"[炮制]项又规定："除去杂质，漂洗，捞出浮瘪者，晒干。"这就明确指出要浮在水上的种子。现在的浮小麦多是面粉加工前用风机吹出来的，完全漂浮的不多，来货往往有浮有沉。对沉多浮少者，我们都拒收。

3. 记载浮小麦性状的中药材标准还有药典1963、山西1987、内蒙古1988、江苏1986一、江苏1989、湖南1993、贵州1965、贵州1988、贵州2003、河南1991、四川1984、四川1987、新疆1980二册等。

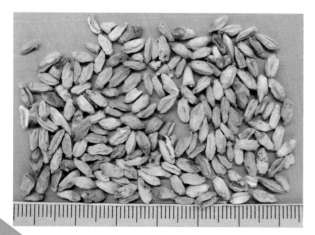

浮小麦商品

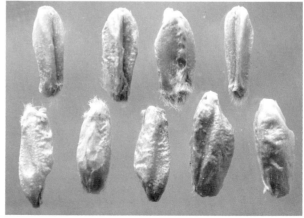

浮小麦放大

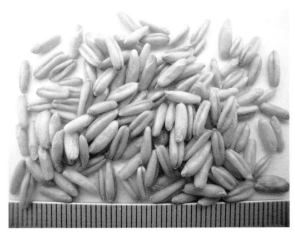

假浮小麦（据说是雀麦种子）

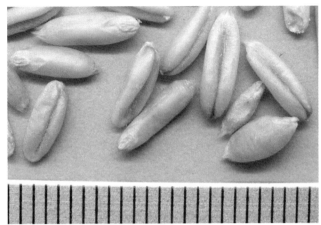

假浮小麦放大

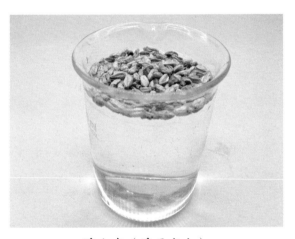

浮小麦（浮于水上）

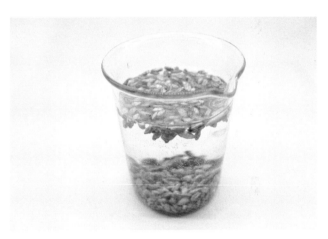

劣浮小麦（浮少沉多）

108 / 琐琐葡萄

（部标维药1999）

【标准摘要】

本品为葡萄科植物葡萄 *Vitis vinifera* L. 的干燥成熟果实。秋季果实成熟时，剪下果序，阴干。

性状：本品呈类圆形，直径2~7 mm。表面暗红或略带黄绿色，皱缩不平，顶端有一点状突起，底部常有残存的棕红色果柄，长2~6 mm。质较柔软，易撕裂，富糖质。气微，味甜微酸。

【说明】1. 琐琐葡萄是一种小葡萄干，味甜，山西不少药店有货。验收应摊开检查，看是否有走油、虫蛀等变质现象。

2. 记载琐琐葡萄性状的中药材标准还有新疆1987、新疆1980一册、新疆1980二册、部标维药1999、维药1993等。

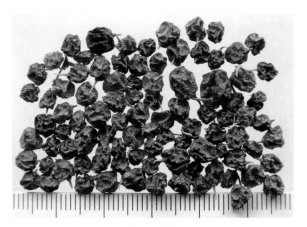

琐琐葡萄

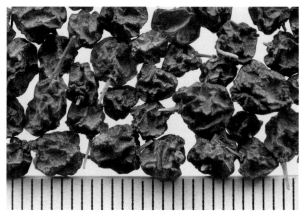

琐琐葡萄放大

109 / 黄药子

（部标中药材1992）

【标准摘要】

本品为薯蓣科植物黄独 *Dioscorea bulbifera* L. 干燥块茎。夏末至冬初采挖，洗净，趁鲜切片，干燥。

性状：本品为圆形或椭圆形厚片，直径2~7 cm，厚0.5~1.5 cm。外皮深褐色，具皱褶并密布类白色圆点状凸起的须根痕，有的尚具未去净的细小硬须根。切面淡黄色至棕黄色，密布许多橙黄色麻点。质坚脆，易折断。断面黄白色，粉性。气微，味苦。

【说明】记载黄药子性状的中药材标准还有药典1963、广东2010、贵州1988、2003、江苏1986二、1989、内蒙古1988、四川1987、新疆1980二册等。

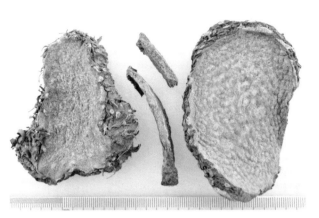

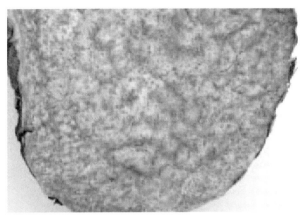

黄药子（外表面、饮片断面、切面）　　　　黄药子切面局部放大（看橙黄色麻点）

110 /梧桐子/

（部标中药材 1992）

【标准摘要】

本品为梧桐科植物梧桐 *Firmiana simplex*（L.）W. F. Wight 的干燥成熟种子。秋末至冬初采收，除去杂质，晒干。

性状：本品呈圆球形，直径5~8 mm。表面黄棕色至棕色，微具光泽，具明显隆起的网状皱纹。质轻而硬。除去种皮，可见淡红色的数层外胚乳，内为肥厚的类白色内胚乳。富油性。子叶2片，薄而大，黄色，紧贴于内胚乳上。气微，味微甜。

【说明】1. 梧桐子用量不大，但在中医书里常有"如梧桐子大"的说法，所以搞中药的人应该认识梧桐子。

2. 记载梧桐子性状的中药材标准还有贵州1965、贵州1988、贵州2003、江苏1986二、江苏1989等。

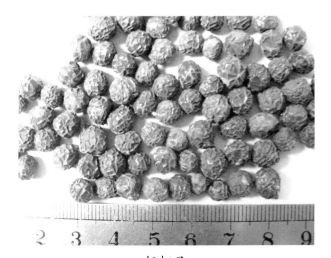

梧桐子

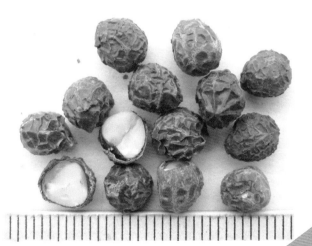

梧桐子放大

111 /蛇六谷/

（上海炮制 2008）

【标准摘要】

本品为天南星科植物疏毛魔芋 *Amorphophallus kiusianus*（Makino）Makino 的干燥块茎。切块或片。

炮制：将原药除去杂质。洗净，略润，切厚片或宽丝（2~3 mm），干燥，筛去灰屑。

性状：本品呈不规则的切片或宽丝状，卷曲或皱缩。表面棕褐色或灰褐色，切面白色或黄白色，有颗粒状突起及波状皱纹。质脆，易折断，富粉性。气微，味淡，嚼之麻舌而刺喉。

【说明】1. 蛇六谷饮片有纵切、有横切，但切面都能见到突起的小点（维管束）。本品有毒，验收时我们数人都尝试，有人只在舌尖上蹭了两秒钟，有人咬了一点点嚼烂吐出，有人嚼了还咽了唾液。几分钟后大家都有反应，或口舌如针刺，或满嘴发麻。不过这种事经历得多了也没紧张，每人赶紧含两个甘草饮片，含软了嚼烂咽下。十几分钟后不适感消失，咽喉难受者连嚼3次甘草，半小时后才缓解。这也算是个鉴别要点，拿不准了就掰开饮片舔两下，几秒钟后有麻舌感。

2. 记载蛇六谷性状的中药材标准还有上海1994（新鲜或干燥块茎）。蛇六谷的原植物叫魔芋，记载魔芋的中药材标准有湖北2009、广东2010等，但植物学名（拉丁文种名）与上海标准不同。

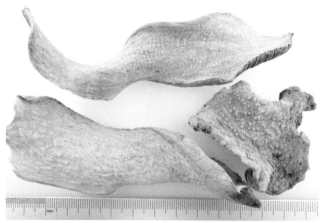

蛇六谷（纵切片）

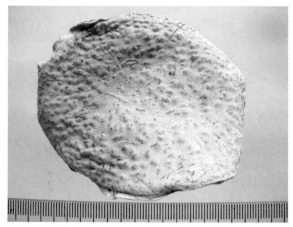

蛇六谷（横切片）

112 / 铜绿 /

（湖南 2009）

【标准摘要】

本品为铜器表面经二氧化碳或醋酸作用后，生成的绿色锈衣。全年均可制取，主含碱式碳酸铜 $\{CuCO_3 \cdot Cu(OH)_2\}$。将铜器久置潮湿处或将醋喷涂抹于铜器上，待铜器表面产生青绿色的锈衣时刮取，干燥。

性状：本品为绿色或深绿色的粉末，质松；或呈扁平的长方形块状。表面绿色或浅绿色，断面泛灰绿色，上面色深，下面色浅。体重，质硬而脆。气无，味微涩。

【说明】1. 本品为极少用中药，进点货常年不用，又不变质，年轻人多不认识。鉴别要点：取粉末少许，置坩埚中加热，产生绿色火焰（检查铜盐）。

2. 记载铜绿性状的中药材标准还有湖南2009、河南1993、山东1995、山东2002、内蒙古1988、蒙药1986、北京1998、新疆1980二册等。

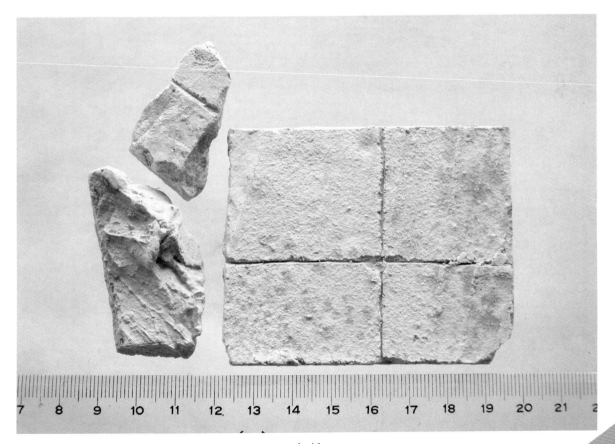

铜绿

113 / 银耳 /

（福建 2006）

【标准摘要】

本品为银耳科真菌银耳 *Tremella fuciformis* Berk 的干燥子实体。全年采收，除去杂质，晒干或烘干。

性状：本品呈类扁球形或不规则的块状，灿然若花，大小不一，直径3~18 cm。由众多细小而薄的波状卷曲的子实体瓣片组成，子实体瓣片黄白色或淡黄褐色，半透明。体轻，质硬而脆。有特殊气味，味淡。

【说明】1. 银耳又称白木耳、白末儿，既是药材是食材。我们平常见到的银耳瓣片大，容易碎，而近年又见到另一种较小的，瓣片紧密，不易掰碎。

2. 过去的银耳白色，口尝有酸味，是经硫黄熏过。近年严查熏硫，照片上的银耳发黄，也没有酸气酸味，是没有熏过的。

3. 记载银耳性状的中药材标准还有福建2006、河南1993、湖南2009、山东1995、山东2002、四川1987增补、新疆1980二册、广西1996、贵州1988、贵州2003、内蒙古1988、上海1994等。

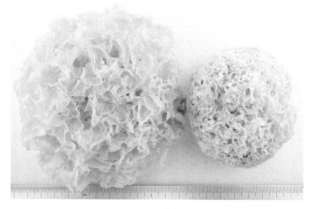

大小银耳（上面）

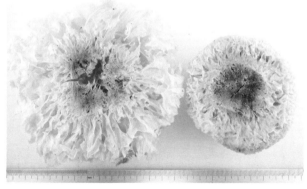

大小银耳（底面）

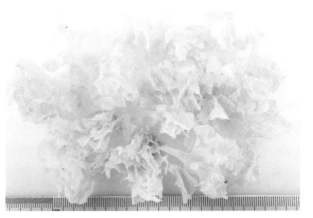

大银耳饮片

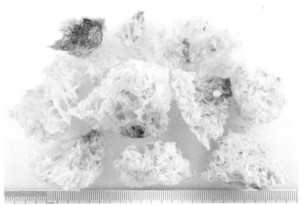

小银耳饮片

114 / 甜叶菊

（湖南2009）

【标准摘要】

本品为菊科植物甜叶菊 *Stevia rebaudiana*（Bertoin）Hemsl. 的干燥叶。夏、秋两季采收，除去茎枝，摘取叶片，干燥。

性状：本品多破碎或皱缩，完整的叶片呈倒卵形至宽披针形，长4.5~9.5 cm，宽1.5~3.5 cm。草绿色。先端钝，基部楔形，中上部边缘有粗锯齿，下部全缘，三出脉，中央主脉明显，两面均有柔毛，具短叶柄，叶片常下延至叶柄基部，薄革质。质脆易碎，味极甜。

【说明】1. 甜叶菊的特点是味极甜，它的甜味成分不是糖，而是甜菊糖苷，有降血压、降血糖等作用。

2. 记载甜叶菊性状的中药材标准还有湖南1993、浙江2000（续）、黑龙江2001、北京1998、福建2006等。

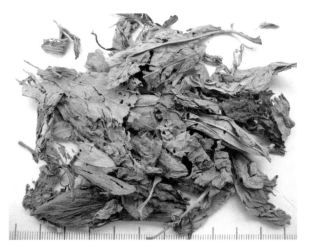

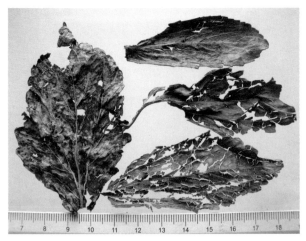

甜叶菊　　　　　　　　　　　　　甜叶菊（水浸展开）

115 / 甜瓜蒂（苦丁香）/

（山西1987）

【标准摘要】

本品为葫芦科植物甜瓜 *Cucumis melo* L. 的干燥果柄。夏、秋两季果实成熟时采收，除去杂质，阴干。

性状：本品呈圆柱形，多扭曲，长3~5 cm，直径0.2~0.4 cm。表面黄褐色或黄绿色，具纵棱，微皱缩，一端渐膨大，边缘反卷。质硬而韧，不易折断，断面纤维性。气微，味苦。以色黄褐、味苦者为佳。

【说明】1. 甜瓜蒂又称苦丁香、瓜蒂、瓜丁，民间俗称甜瓜把，能催吐，有小毒，现在极少有人用。药店的存货不知放了多少年，奇怪的是，我们没发现有生虫变质的。可能此物非常苦，连虫子都不吃。

2. 记载甜瓜蒂性状的中药材标准还有药典1977、甘肃（试行）1995、甘肃2009、河南1993、山东1995、山东2002、新疆1980二册、上海1994、宁夏1993（正名苦丁香）等。

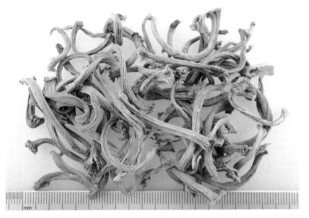

甜瓜蒂

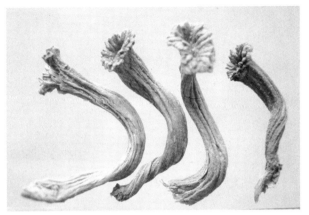

甜瓜蒂放大

116 / 盘龙七 /

（陕西2015）

【标准摘要】

本品为蓼科植物大海蓼 *Polygomum milletii* Levl. 的干燥根茎。夏、秋两季采挖，除去地上部分和须根，洗净，晒干。

性状：本品根茎呈扁圆柱形，稍弯曲，长3~5 cm，直径0.5~3 cm。外表粗糙，呈灰褐色至黑褐色，环节较明显，有横皱纹，常残留褐色细小须根。质硬而脆，易折断。断面呈粉红色至棕红色，颗粒状，有类白色的维管束22~32个，呈环状排列。气微，味苦、涩。

【说明】盘龙七来货多是个子，表面黑色多横纹，断面红色，有多数白点排列一圈。符合标准，就收了。

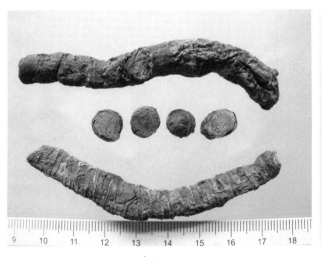

盘龙七

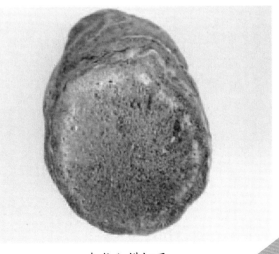

盘龙七横切面

117 / 鹿筋 /

（部标中药材 1992）

【标准摘要】

本品为鹿科动物梅花鹿 *Cervus nippon* Temminck 或马鹿 *Cervus elaphus* Linnaeus 的四肢干燥筋。杀鹿后，取四肢的筋，保留悬蹄及蹄骨，用水浸泡 2~5天，经常换水，除净残肉及筋膜，整形后晒干或低温烘干。

性状：本品呈细长条形，长30~70 cm，直径0.8~1.5 cm。表面金黄色至棕黄色，凸凹不平，有光泽，半透明。下端留有二个半圆形黑色悬蹄和四小块蹄骨，蹄甲处有鹿毛。质坚韧，不易折断。气微腥。

【说明】1. 鹿筋来货都是完整的个，医生开药往往是"鹿筋几条"，顾客买时也是整条买走，若顾客要饮片，临时剪断付货。如果要进切过的货，我们不好鉴定，顾客也不易相信。完整的鹿筋细长，蹄甲处带黄棕色鹿毛。单凭性状难以确定是哪种鹿的筋，我们觉得这不是大问题，一者四川标准就包括了几种鹿，再者医生用鹿筋多年，只见有效，未见出事。只要符合部标性状的就收。

2. 记载鹿筋性状的中药材标准还有山西1987、四川1987（还包括白唇鹿、白鹿、水鹿）、内蒙古1988等。

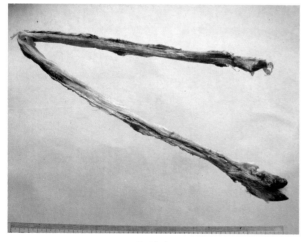

鹿筋个

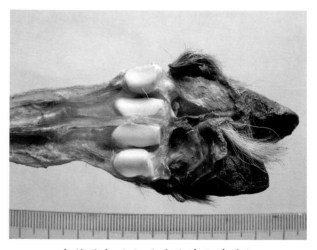

鹿筋局部放大（看悬蹄和蹄骨）

118/望江南/

【标准摘要】

本品为豆科植物望江南 *Senna occidentalis* L. 的干燥成熟种子。秋季果实成熟时采收，晒干，打下种子，除去杂质。

性状：本品呈扁卵形，直径3~4 mm。表面黄绿色、灰绿色或紫棕色，略有光泽，两面中央有凹陷。边缘有的有白色网纹，先端有一短尖突起，形似鸟喙，其内侧有点状种脐。质坚硬，除去种皮后可见灰白色胚乳与2片黄色的子叶。气微，味微苦。

【说明】1. 望江南扁圆，短尖，有棕色的、有发绿的。两面的中央都有一个类圆形小凹陷，周边有的有白色条纹。有的地方标准也称望江南子、茳（jiāng）芒决明。俗称"圆决明"，时常混进决明子，验收决明子有时会发现。本品有毒，使用应注意。

2. 记载望江南性状的中药材标准还有贵州1988、贵州2003、湖北2009、河南1993、山东1995、山东2002、上海1994、江苏1986二、江苏1989、广西1990等。

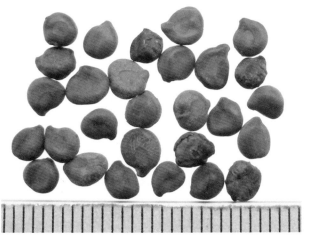

望江南（棕色）

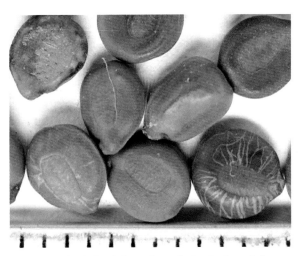

望江南放大（灰绿色，中央圆形凹陷）

119 / 密陀僧

（部标中药材 1992）

【标准摘要】

本品为方铅矿提炼银、铝时沉积的炉底；或将铝熔融后，用长铁棍在熔铅中棍转几次，部分熔铅附于铁棍上，然后取出浸入冷水中，如此反复多次，层层叠加，熔铅冷却而成。主含氧化铅（PbO）。

性状：本品为不规则块状，大小不一。金黄色或黄色，偶见有黄绿色，具蜡样光泽，或镶嵌着具金属光泽样物，对光照之闪闪发光。表面粗糙，有时一面呈橙黄色而略平滑，层层堆叠，厚薄不一。体重，质脆。折断面层纹明显。气无。

炮制：除去杂质，研成细粉。

功能主治：杀虫收敛，祛痰镇惊。用于痔疮、湿疹、溃疡、肿毒诸疮及刀伤等。多外用。

【说明】1. 密陀僧又称炉底，极少用。但很有名。因十八反里有它。许多人抓多年药也没见过，正好我这里有老存货，拍个照片跟大家分享。密陀僧是氧化铅，黄色或绿色，身重，断面多层状，亦有不分层而有纵条纹者。本品有毒。易溶于硝酸，通入硫酸氢得黑色沉淀。

2. 部标来源中讲"方铅矿提炼银、铝""将铝熔融"，这三个"铝"字似应是"铅"，因为后面又有几次说到"熔铅""主含氧化铅"。

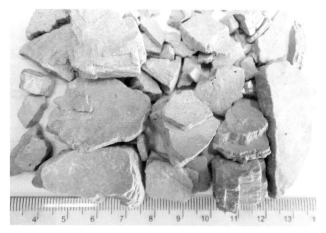

密陀僧

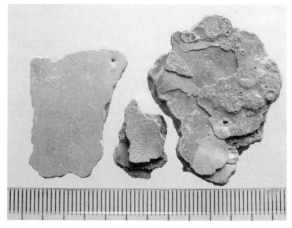

密陀僧

120 / 琥珀 /

（药典1977）

【标准摘要】

本品为古代松科松属植物的树脂埋藏地下经年久转化而成。全年均可采收，从地下挖出称"琥珀"，或从煤中选出称"煤珀"，除去泥沙及煤屑。

性状：琥珀　呈不规则的块状、颗粒状或多角形。表面黄棕色、血红色及黑褐色，有的具光泽。质硬而脆，断面光亮，有的颜色不一，手捻有涩感。无臭，味淡。

煤珀　呈不规则多角形块状或颗粒状，少数滴乳状，大小不一。表面淡黄色、黄棕色、红褐色或黑褐色，有光泽。质硬，断面有玻璃样光泽。琥珀是古代松脂，与现代松脂（松香）的鉴别要点：琥珀粉末手捻无黏性，而松香粉末手捻有黏性。

鉴别：琥珀　燃之易熔，稍冒黑烟，刚熄灭时冒白烟，微有松香气。

煤珀　燃之冒黑烟，刚熄灭时冒白烟，有似煤油的臭气。

【说明】1. 琥珀来货多是做工艺品雕琢下的碎屑，黄色透亮，其中夹杂少许黑色不透明的煤屑，燃之冒黑烟。又称琥珀米。

2. 有时来货是大块的琥珀，黄棕色或红棕色，不透明，酥脆易碎。请教多个业内鉴别高手，都说不是琥珀而是橄榄树脂。

3. 记载琥珀性状的中药材标准还有药典1963、蒙药1986、贵州2003、河南1991、湖南2009、内蒙古1988、山东1995、山东2002、四川1987增补、新疆1980二册、广东2010等。

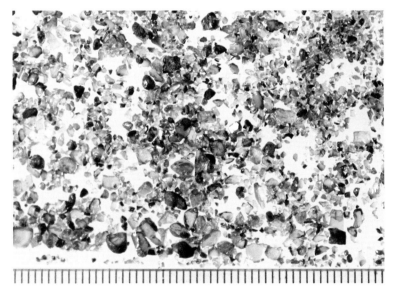

琥珀商品

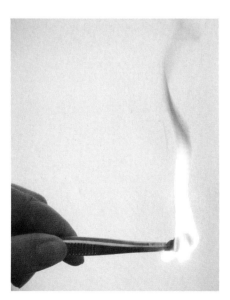

琥珀燃烧

12 画

145

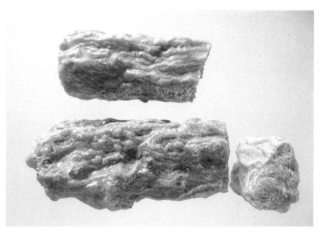

假琥珀

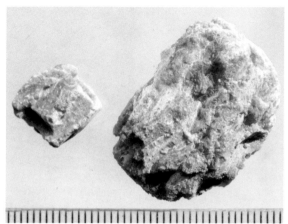

假琥珀

121 / 葛花 /

（部标中药材 1992）

【标准摘要】

本品为豆科植物野葛 *Pueraria montana*（Loureiro）Merrill 和甘葛藤 *Pueraria thomsonii* Benth. 的干燥花。秋季花未完全开放时采摘。阴干。

性状：本品呈不规则扁长形或扁肾形，长5~15 mm，宽2~6 mm。花萼钟状，灰绿色，萼齿5，其中2齿合生，被白色或黄色茸毛。花瓣5片，淡棕色，紫红色或蓝紫色，旗瓣近圆形或椭圆形，翼瓣和龙骨瓣近镰刀状。雄蕊10个，其中9个连合，雌蕊细长，微弯曲。气微，味淡。

【说明】1. 我们见到的葛花来货都是蓝紫色的，完整的花蕾长1 cm左右。市场上有种大葛花，长2 cm左右，据说是越南葛的花，价格比葛花低几倍。功效不明，我们不敢收。

2. 记载葛花性状的中药材标准还有药典1963、山西1987、新疆1980二册、广东2004、贵州1965、贵州1988、贵州2003、江苏1986二、江苏1989、湖南1993、四川1984、四川1987、内蒙古1988等。

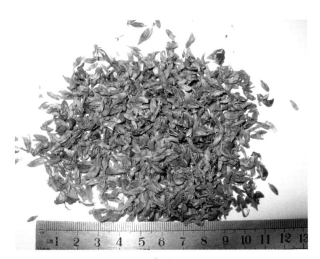

葛花

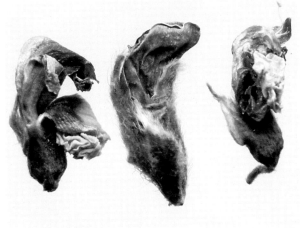

葛花放大

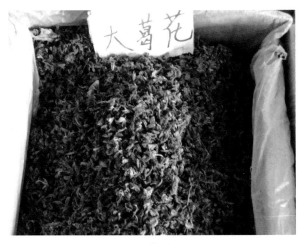

大葛花

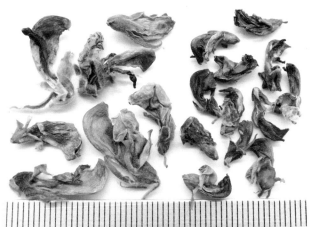

左：大葛花；右：葛花

122 / 葎草 /

（广东2010）

【标准摘要】

本品为桑科植物葎草 *Humulus scandens*（Lour.）Merr. 的干燥地上部分。夏、秋两季采收。除去杂质，晒干或趁鲜切段晒干。

性状：本品长可达数米，常缠绕成团状或呈段状。茎、枝和叶柄有倒生皮刺。茎呈圆柱形而略扁，表面黄绿色或灰黄色，易折断，断而常中空。叶对生，叶片多皱缩，易破碎，完整者展平后为掌状5深裂，稀有3~7裂，裂片卵状椭圆形，顶端急尖，边缘有粗锯齿，两面均有粗糙刺毛，基部心形；叶柄长5~15 cm。有的带有花果，腋生，瘦果淡黄色，扁圆形。气微，味淡。

【说明】1. 葎草饮片乍一看和别的草类差不多，把它摊得薄薄的，再把茎和叶分开，特征就看出来了：茎叶都密布较硬的小刺，摸着刺手，别的草极少有这样的特征。

2. 记载葎草性状的中药材标准还有江苏1989、广东2010、福建2006、河南1993、上海1994、江西1996、四川1979等。

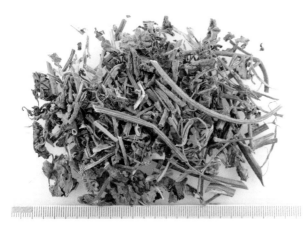

葎草饮片

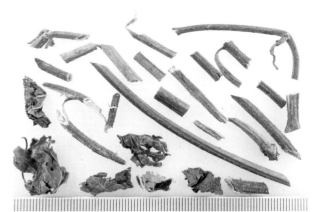

葎草饮片摊开

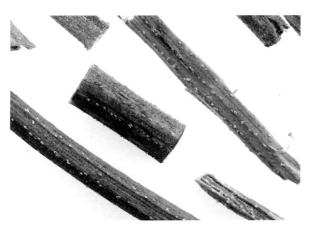

葎草的茎放大（看刺）

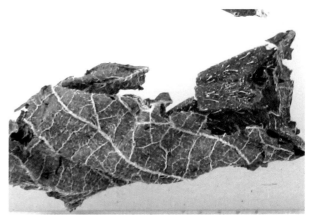

葎草的叶放大（看刺）

123 / 葱子 /

（部标中药材 1992）

【标准摘要】

本品为百合科植物葱 *Allium fistulosum* L. 的干燥成熟种子。夏、秋种子成熟时采收果序，晒干，搓取种子，除去杂质。

性状：本品类三角状卵形长，3~4 mm，宽2~3 mm。表面黑色，一面微凹，一面隆起，隆起面有棱线1~2条，光滑或有疏皱缩纹。基部有两个小突起，较短的突起为种脐，顶端灰棕色或白色；较长的突起顶端为珠孔。质坚硬，种皮较薄，破开后可见灰白色胚乳，富油性。气特异，味如葱。

【说明】1. 葱子与韭菜子形状、大小、颜色都相似，区别点：①韭菜子隆起面有密集的网纹，而葱子隆起面光滑，只有一两条长棱线。②韭菜子平坦面也有密集网纹，而葱子平坦面光滑无纹理。③韭菜子嚼之略有韭菜味，葱子嚼之略有葱味。

2. 记载葱子性状的中药材标准还有山西1987等。

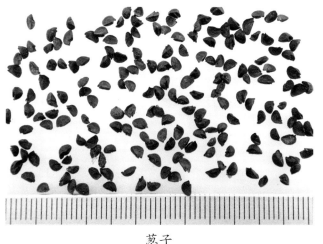

葱子

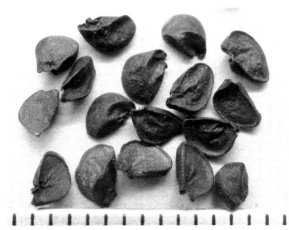

葱子放大

124 / 椒目 /

（山西 1987）

【标准摘要】

本品为芸香科植物花椒 *Zanthoxylum bungeanum* Maxim. 的干燥成熟种子。立秋前后采收成熟果实，除去果壳及杂质，干燥。

性状：本品呈圆球形、半球形或卵球形，种脐斜平，直径3~4 mm。表面黑色，具光泽。表皮脱落部分露出黑色网状纹理。质坚硬，剖开可见淡黄白色的胚乳及子叶2枚，显油性。气芳香，味辛。

【说明】1.椒目，上海1994称花椒目，即花椒的种子，黑色，有与花椒类似的香气，但较弱。椒目的外皮很容易摩擦脱落，掉皮后暗棕色，有花纹。

2.记载椒目性状的中药材标准还有山西1987、甘肃（试行）1992、甘肃2009、贵州1988、贵州2003、河南1993、山东1995、山东2002、四川1984、四川1987、湖南2009等。

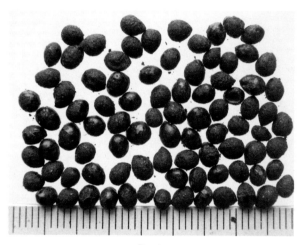

椒目

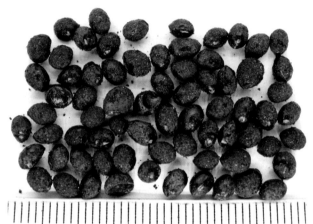

椒目（掉皮）

125/紫草茸/
（药典1977）

【标准摘要】

本品为胶蚧科昆虫紫胶虫 *Laccifer lacca* Kerr 所分泌的胶质。夏、秋两季采收，干燥。

性状：本品呈槽状或块状，长1~7 cm，宽0.5~2 cm。表面红棕色或紫褐色，凹凸不平，有皱纹、小虫眼及孔隙，一面凹入成沟。质硬而脆，断面有放射状排列的长圆形虫窝，其内常见白色粉末或紫黑色的虫体。气微，味微涩。以块大、色紫、有光泽者为佳。

鉴别：本品遇热即软化、溶化并放出大量气泡，体积膨胀，燃烧时产生大量黑烟和特异臭气。

【说明】1. 紫草茸一掰就碎，见火就着。燃烧时变成黑色黏稠液体，我们曾用这液体趁热粘玻璃、陶瓷器皿，凉后十分结实，就是留一黑印不好看。验收时发现有的紫草茸里夹带树枝、木片等杂质，不收。

2. 记载紫草茸性状的中药材标准还有药典1963、湖南2009、北京1998、贵州1988、贵州2003、内蒙古1988、蒙药1986、新疆1980二册、云南1974、云南1996、藏药1979、部标藏药1995、青海藏药1992、山东1995、山东2002等。

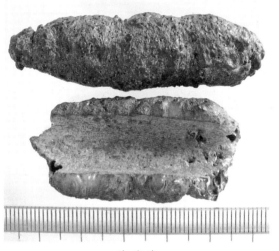

紫草茸

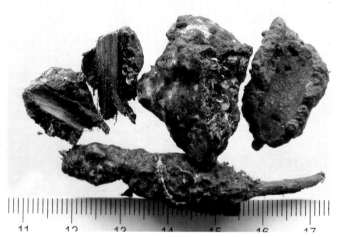

劣紫草茸（含杂质）

126/紫荆皮/

（山东2012）

【标准摘要】

木兰科植物长梗南五味子 *Kadsura longipedunculata* Finet et Gagn. 的干燥根皮。夏、秋两季采收，晒干。

饮片性状：本品为卷筒状或不规则的丝或块。外表面灰棕色或灰黄色，栓皮大多易脱落而露出棕紫色的内皮。内表面暗棕色，切面棕紫色，对光照视可见细小的亮星。质坚实。气香，味苦涩而有辛凉感。

鉴别：本品粉末红紫色。嵌晶纤维较多，呈长梭形，两端尖，多断碎。壁极厚，次生壁嵌有较多细小草酸钙方晶，结晶稍突出于纤维表面。

【说明】1. 木兰科紫荆皮饮片特征：①体轻，易折断，折断时几乎听不到响声。②折断面可见多数细小白色纤维。③有香气，把饮片揉搓碎了闻香气更明显。

2. 紫荆皮又称紫金皮、川槿皮（注：木槿皮的别名也叫川槿皮，二者功效有别），是比较常用的，药店大多备货。但各地使用品种十分混乱，《中药鉴别手册》载，全国各地有5个科的5种植物都称紫荆皮，山西太原传统习用的是木兰科植物长梗南五味子的根皮。

3. 记载紫荆皮（木兰科植物长梗南五味子的根皮）性状的中药材标准还有新疆1980二册、内蒙古1988、黑龙江2001、山东1995、山东2002。此外，北京2008记载这种木兰科植物，但不叫紫荆皮而是叫"川槿皮"（北京的紫荆皮是大戟科植物）。

记载紫荆皮（千屈菜科植物紫薇的树皮）的中药材标准有贵州1988、四川1987等。

记载紫荆皮（豆科植物紫荆的树皮）的中药材标准有贵州2003、新疆1980二册、湖南2009、上海1994等。

记载紫荆皮（大戟科植物余甘子的树皮）的中药材标准有北京1998等。

记载紫荆皮（豆科植物美丽胡枝子的根皮）的中药材标准有湖北2009等。

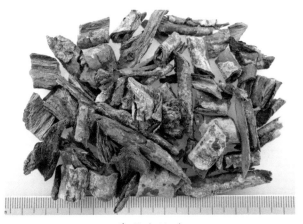

紫荆皮饮片

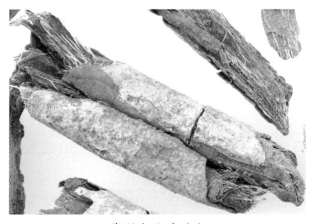

紫荆皮饮片放大

127 / 紫梢花 / （湖南 2009）

【标准摘要】

本品为淡水海绵科动物脆针海绵 *Spongilla fragilis*（Leidy）干燥群体。秋、冬两季于河床或湖边拾取，切去两端树枝或杂草，干燥。

性状：本品呈棒状或不规则块状。中央有水草或树枝，少数分枝，长3~18 cm，直径1~4 cm。表面灰绿色，有多数小孔，呈海绵状，多数孔内有灰绿色圆形小颗粒（芽球）。体轻，质松泡，易折断。断面不整齐，可见白色网丝呈放射状排列，网眼内亦具芽球。气微，味淡。

> 【说明】1. 紫梢花常附生在石块、树枝或水草等物体上，其中包裹树枝、草梗等是正常的，但裸露在外的不能太长，验收中应注意裸露在两端的树枝应该去掉。
>
> 2. 紫梢花表面多孔，每个小孔周围有一白圈，有的孔里有芽球，这是正常的。表面往往有较大的圆孔，周围没有白圈，老师傅说这是虫孔。从虫孔处横切，孔只有几毫米长，并不见有虫，颜色也与周围一样，我们觉得也是可以收的。当然还是虫孔越少的越好，若是遍体虫孔（暂时还没见到）就不收了。
>
> 3. 记载紫梢花性状的中药材标准还有药典1963、北京1998、内蒙古1988、湖南1993、黑龙江2001、山东1995、山东2002、新疆1980二册、江苏1989、上海1994等。

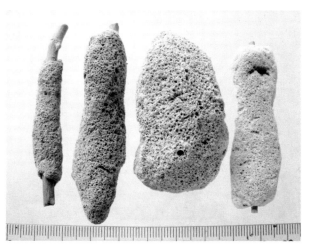

紫梢花

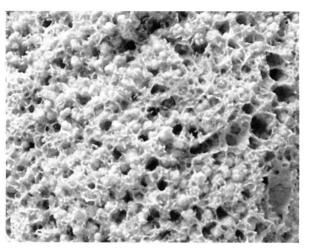

紫梢花局部放大（孔内有芽球）

12 画

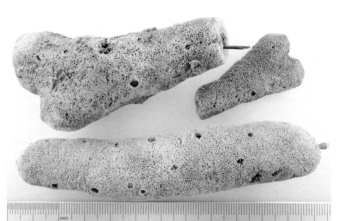

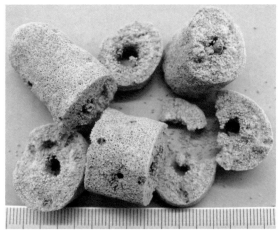

紫梢花（有虫孔）　　　　　　　紫梢花（虫孔处切断）

128／紫河车／
（药典2010）

【标准摘要】

本品为健康人的干燥胎盘。将新鲜胎盘除去羊膜和脐带，反复冲洗至去净血液，蒸或置沸水中略煮后，干燥。

性状：本品呈圆形或碟状椭圆形，直径9~15 cm，厚薄不一。黄色或黄棕色。一面凹凸不平，有不规则沟纹；另一面较平滑，常附有残余的脐带，其四周有细血管。质硬脆，有腥气。

【说明】1. 第1、2张图的紫河车是20世纪50年代的标本，按药典炮制。现今的紫河车多不蒸煮，用鲜胎盘直接烘干，往往不去脐带。有的不去血，颜色发黑，不符合药典，但价格低些，也比较畅销。若要去血又去脐带的也有，要价较高。

2. 验收紫河车要数（shǔ）个，1 kg不少于20个。过去常有掺假增重，1 kg约10个，现在少见了。

3. 药典2015已经删除了紫河车，但未禁止使用，可按药典2010验收。

4. 记载紫河车性状的中药材标准还有药典1963、药典1977、药典1985、药典1990、药典1995、药典2000、药典2005、新疆1980二册。称胎盘的中药材标准有浙江2000续。称胎盘粉的中药材标准有云南1974、青海1986（新鲜或冷冻的牛、羊衣胞的干燥粉末）。

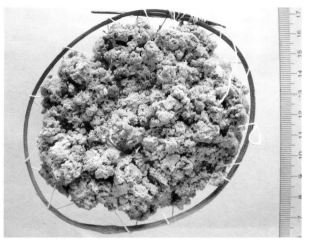

紫河车（20世纪50年代标本，外面）

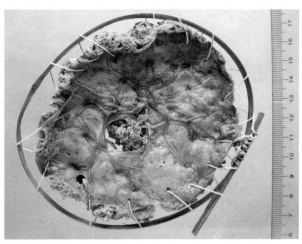

紫河车（20世纪50年代标本，里面）

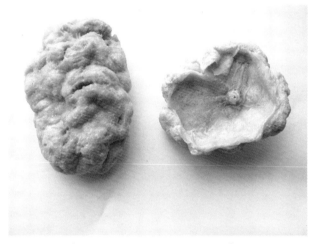

紫河车（黄，去血、去脐带）

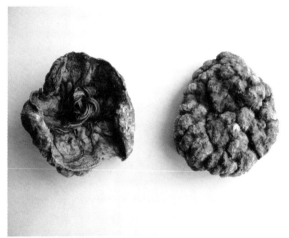

紫河车（黑，未去血、未去脐带）

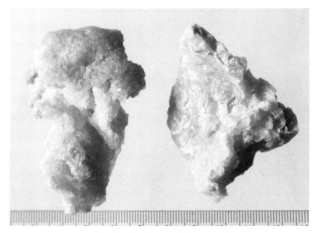

劣紫河车碎块（掺淀粉）

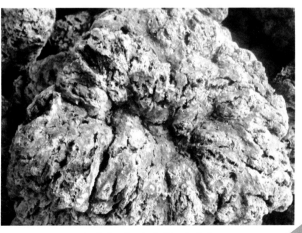

劣紫河车（虫蛀严重）

12画

155

坎炁

（上海 1994）

【标准摘要】

本品为初生婴儿 *Homo sapiens* L. 的干燥脐带。接生时收集，漂洗净残血，干燥。

性状：本品呈细长条状，淡黄色或黄棕色，长10～20 cm。内有2根动脉管和1根静脉管。质坚韧，不易折断。气微腥，味微咸。功效为补肾纳气，充养气血。用于虚劳羸弱、气血不足、肾虚喘咳。

【说明】1. 坎炁又称脐带，市场也有卖的，价低，极少有人要，多数都带到紫河车里。

2. 记载坎炁或脐带性状的中药材标准还有江苏1986二、江苏1989等。

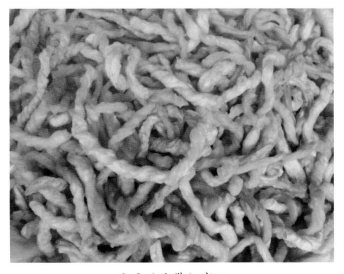

坎炁（脐带）商品

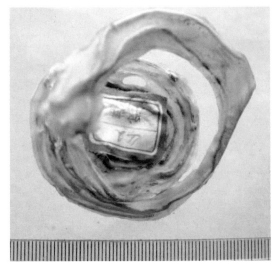

单个坎炁

129 蛴螬

（山东 2002）

【标准摘要】

本品为金龟子科昆虫朝鲜黑金龟子 *Holotrichia diomphalia* Bates 及同属近缘昆虫的干燥幼虫。

性状：本品呈长圆柱形或弯曲成扁肾形，长1.5～3 cm，宽1～1.3 cm。表面棕黄色、棕褐色或黄白色。全体有环节。头部较小，棕褐色，胸部有足3对，短细。体壳较硬而脆，体内呈空泡状。气微臭。

【说明】1. 蛴螬外形好认（看标准性状），有毒，不要尝。

2. 记载蛴螬性状的中药材标准还有山东1995、贵州1988（华金龟科昆虫）、贵州2003（丽金龟科昆虫）、湖南2009[鳃（sāi）金龟科昆虫]等。

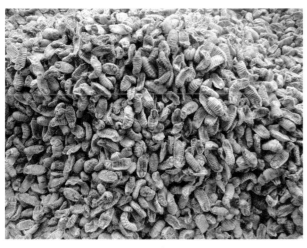

蛴螬

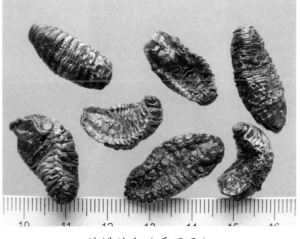

蛴螬放大（看两面）

130 / 黑老虎 /

（药典 1977）

【标准摘要】

本品为木兰科植物厚叶五味子 *Kadsura coccinea*（Lemaire）A. C. Smith 的干燥根。全年均可采挖，洗净，晒干。

性状：本品呈圆柱形，弯曲，直径1~3 cm。表面深褐色或黑褐色，粗糙，皮部多横向断裂，呈串珠状，皮部与木部易剥离。质坚韧，不易折断。断面皮部厚，浅蓝灰色，有密集的小白点和放射状的细条纹；木部黄白色或浅棕色，可见多数小孔。气微香，味微辛。以皮厚、香气浓者为佳。

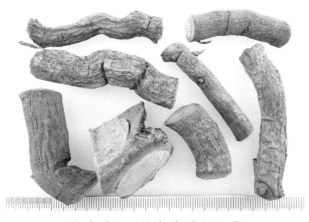

黑老虎节段（皮部多横向断裂）

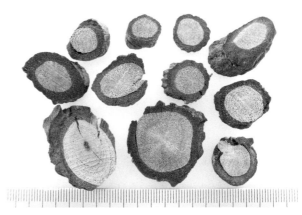

黑老虎饮片

12 画

157

【说明】1. 黑老虎有时来货是节段，粗细、表面颜色和横裂纹都符合药典描述，认定为正品。

2. 黑老虎饮片的特征：①皮部黑褐色，较厚（约占直径的1/3），满布白点，细看白点呈放射状排列。②轻敲饮片，皮部与木部易分离。③木部白色，密布小孔；放大镜看有放射状纹和年轮样的环圈，但都不太明显。④有香气，如把皮部捣碎闻着更明显。⑤嚼一点皮部先微甘，嚼烂后微有辛味。

3. 第4张图是一次来货，其他的特征都很像黑老虎，就是中间有褐色的髓。双子叶植物的根部有髓的极少，药典和其他标准也没提到髓。后来查了《中药大辞典》，说药用部位为"根及蔓茎""全年均可采，掘起根部及须根，切成小段或割取老藤茎，刮去栓皮，切段，晒干""藤茎断面中央有深棕色的髓"正符合这种饮片的性状，但毕竟药典和地方标准都规定的是根，于是没收这批货。

4. 第5、6张图是我们遇到的来货，乍一看有点像黑老虎，仔细一看外皮有众多细条纹，皮部也没有白点。第6张图的皮部太薄，木部有明显的放射状条纹，皮部和木部不易分离，又没有香气。我们认为不是黑老虎，就拒收了。

5. 记载黑老虎性状的中药材标准还有广东2004、北京1998、湖南1993、湖南2009等。

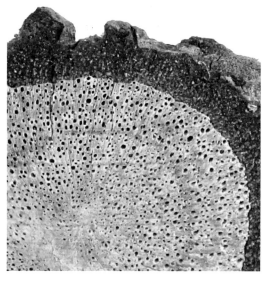

黑老虎饮片局部放大（皮部、木部特点）

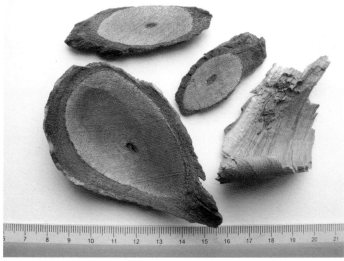

黑老虎（地上茎）

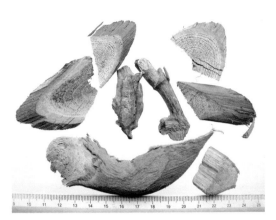
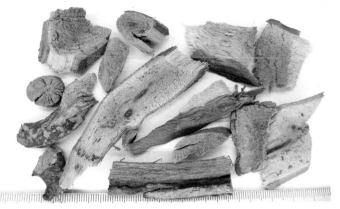

假黑老虎　　　　　　　　　　　　　　假黑老虎2

131 / 黑柴胡 /

（山西饮片 2017）

【标准摘要】

本品为伞形科植物黑柴胡 *Bupleurum smithii* Wolff 或小叶黑柴胡 *Bupleurum smithii* var. *parvifdium* shan et Y. Li 的干燥根。春季、秋季采挖，除去茎叶及泥沙，干燥。

性状：黑柴胡　呈长圆锥形或圆柱形至长圆锥形，多弯曲，有的具分枝，长5~10 cm，直径0.2~0.8 cm。表面黑褐色，粗糙，具突起的支根痕，皮孔不明显。根头部增粗，多具2~5分枝的根茎，顶端有残留的茎基及叶基，有的叶基呈淡紫色；多数下侧具两行疣状突起的不定芽。质较松脆，易折断。断面略平坦，皮部浅棕色，木部淡黄色，呈放射状，皮部和木部均具裂隙。气微香，味微苦心。

小叶黑柴胡　由根头至支根处长一般多在2 cm以下，支根较多，断面有的显片状纤维性。

【说明】1. 黑柴胡与柴胡的主要区别点：黑柴胡外皮黑褐色，皮部灰棕色，木部黄白色，有放射状或环状纹理。

2. 黑柴胡有假货，假特征为：外皮黑褐色，断面皮部薄，木部黄白色或黄棕色，中央有小木心，不见放射状纹理和环圈纹，也无黑柴胡气味。

3. 记载黑柴胡性状的中药材标准还有山西1987、甘肃2009（小叶黑柴胡、黄花鸭跖柴胡）、宁夏1993等。

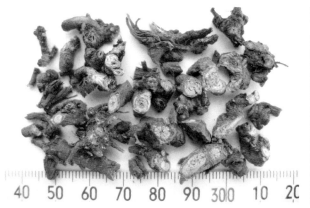

黑柴胡饮片放大

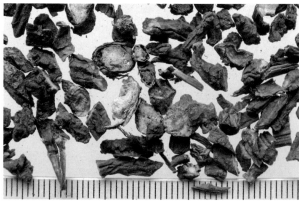

假黑柴胡饮片

132 / 黑蚂蚁 /

（湖南2009）

【标准摘要】

本品为蚁科昆虫双齿多刺蚁 *Polyrhachis dives* Smith 的成虫干燥体。11月至次年3月前捕捉，置适宜容器内闷死，取出干燥；或用60℃水迅速烫死，晾干。

性状：工蚁　体长5.3~6.3 mm，体黑色，有时带褐色。胸、腹部密被金黄色柔毛，头部柔毛较稀。头短而宽，近圆形。复眼位于头侧中部后，触角窝远离唇基后缘，唇基具中脊，并腹胸十分凸。前胸背板前侧角，并胸腹节板各具2个直的长刺。结节上缘两侧具2个向后弯曲并包围后腹的长刺。刺之间有2~3个齿状突起，如3齿则呈三角形排列。

雌蚁　体长8.6~9.8 mm，有翅，平常多脱落，头较小，具单眼。唇基前缘中央凹入。前胸背板刺很短，并胸腹节刺较短。其余似工蚁。

雄蚁　体长5.7~6.5 mm，有翅；头很小，具3个很大的单眼和2个复眼。触角13节，触角脊相距较窄，并腹胸和结节不具刺或突起。其余似工蚁。　幼虫头胸部细小，腹部较宽，体黄白色至浅棕色。蛹浅棕色或白色。

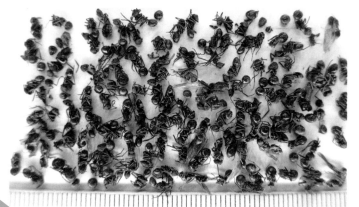

黑蚂蚁

黑蚂蚁放大

【说明】1. 黑蚂蚁原动物双齿多刺蚁，又称鼎突多刺蚁、拟黑多刺蚁，目前多是人工养殖，商品以工蚁为多。鉴别要点：①黑蚂蚁长6 mm左右，黑色。从头到尾有三个突出的部分，分别叫头、胸、腹，头部触角多断不见，胸腹柔毛也不明显。②胸部靠近头部有2个小刺，靠近腹部处也有两个直刺，在胸腹之间狭窄部分可见有2个向上斜伸的弯刺，2弯刺之间有2~3个齿状突起（这个特点没照出来）。③雄蚁、雌蚁有淡黄色翅膀。

2. 黑蚂蚁来货常有部分头身分离的，但碎断的各部分都在一批货里。有一次来货，只有头和足没有胸腹，我们认为不全而退货。

3. 记载黑蚂蚁性状的中药材标准还有部标维药1999、湖南2009、广西1996、云南2005、浙江2000等。

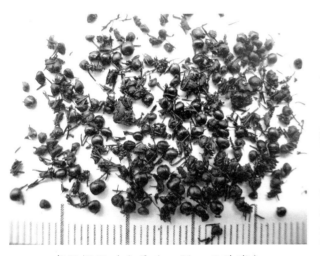

劣黑蚂蚁（全是头、腿，无胸腹）

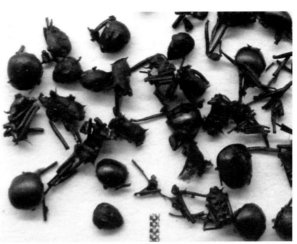

劣黑蚂蚁放大

133/鹅管石/

（山东2012）

【标准摘要】

本品为腔肠动物树珊瑚科栎珊瑚 *Balanophyllia* SP. 或笛珊瑚 *Sysingora* SP. 的石灰质骨骼。主含碳酸钙（$CaCO_3$）。全年均可采收，除去杂质，洗净晒干。

性状：本品呈不规则圆管形，有的稍弯曲，一端较细而尖，状如鹅毛管，长3~5 cm，直径0.4~0.7 cm。表面乳白色或灰白色，有凸起的节状横环纹及多数纵直棱线，其间有细的横棱线交互成小方格状。质硬而脆，可折断。断面有多数中隔，自中心呈放射状排列。气无，味微咸。

【说明】1. 鹅管石又叫"珊瑚鹅管石"，有单只的，也有几个长在一起的。鉴别要点：表面有纵横细纹，断面有放射状纹理，放射纹中间是空心的，可折断，折断面平坦。

2. 山西一些地方还用另一种鹅管石，是钟乳石最下面的一段管状矿石。性状特点为：细长、空心，也有人叫"滴乳石"或"钟乳鹅管石"。查《中华本草》得知，古代用的鹅管石就是这种矿物类鹅管石，《本草纲目》甚至将"鹅管石"作为钟乳石的别名。但是现在的中药材标准都记载的是动物类鹅管石，而矿物鹅管石则没查到有标准记载。我们也就只收珊瑚鹅管石了。两种鹅管石的主要成分相同，都是碳酸钙（$CaCO_3$）。

3. 记载鹅管石性状的中药材标准还有山东2002、山东1995、北京1998、四川1987增补、新疆1980二册、内蒙古1988、广西1990（粗糙盔形珊瑚 *Calaxea aspera* Quelch 的珊瑚体）等。

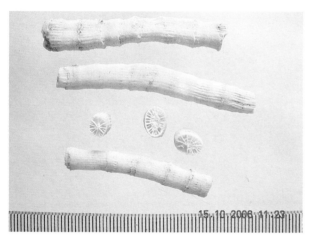

珊瑚鹅管石

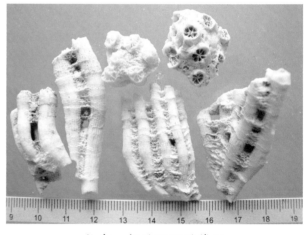

长在一起的珊瑚鹅管石

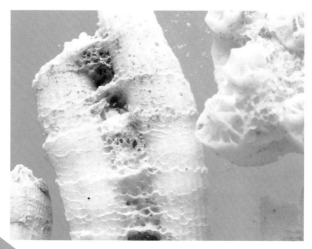

鹅管石放大

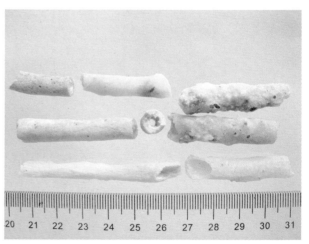

滴乳石或钟乳鹅管石

134 / 墓头回 /

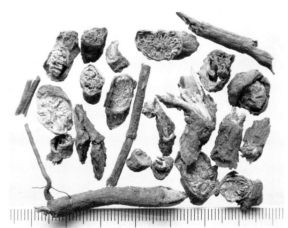

（山西饮片 2017）

【标准摘要】

本品为败酱科植物糙叶败酱 *Patrinia scabra* Bunge 的干燥根。秋季采挖，除去残茎及泥沙，晒干。

性状：本品呈不规则的圆柱形，根头常膨大，长5~13 cm，多折断，直径0.5~1.5 cm。表面棕褐色或黑褐色，有纵沟纹及突起的须根痕。外皮皱缩易剥落。体轻质松。断面不整齐，皮部窄，木部黄白色至浅黄棕色，呈放射状裂隙。有特殊臭气，味微苦。

【说明】1. 墓头回饮片粗细不一，最主要的特征是有强烈的脚臭味，极难闻。只有败酱科的败酱（根）与之气味类似，但山西用的败酱都是菊科的苣荬菜（北败酱）全草，极少用败酱科的败酱根，所以山西的根类药只有墓头回有这样的怪气味。

2. 墓头回临床很少用，《常用中药材品种整理与质量研究》中提到其最早记载于《本草纲目》，墓头回与今菊科苦荬属植物山苦菜类似，其后本草记载的墓头回与败酱科败酱属植物类似，这是导致植物基源混乱的原因。

3. 记载墓头回性状的中药材标准还有山西1987、甘肃（试行）1995、甘肃（试行）2009（还包括糙叶败酱和异叶败酱 *Patrinia heterophylla* Bunge 的干燥根、根茎及鲜品）、上海1994、北京1998、河南1993、新疆1980二、山东1995、山东2002等。

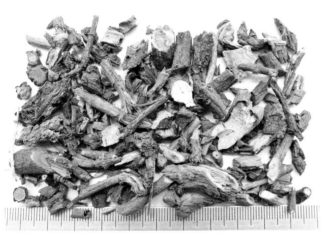

墓头回饮片

墓头回饮片摊开

【标准摘要】

本品为卫矛科植物雷公藤 *Tripterygiun wilfordii* Hook. f. 的干燥根。秋季挖取根部，除去泥沙，晒干。

性状：本品呈圆柱形，扭曲，常具茎残基。直径0.5~3 cm。常切成长短不一的段块。表面土黄色至黄棕色，粗糙，具细密纵向沟纹及环状或半环状裂隙，栓皮层常脱落，脱落处呈橙黄色。皮部易剥离，露出黄白色的木部。质坚硬，折断时有粉尘飞扬，断面纤维性。木栓层橙黄色，韧皮部红棕色，木部黄白色。气微，味微苦。

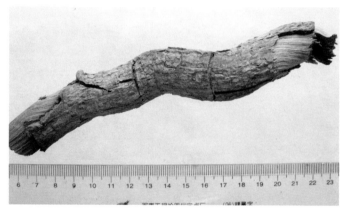

雷公藤（表面黄棕色，纵向沟纹，环状或半环状裂隙）

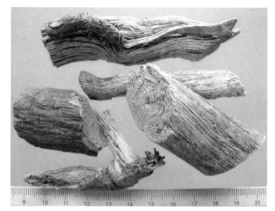

雷公藤段块（刮皮不净，依据残留部分鉴别）

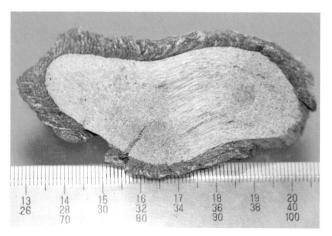

雷公藤饮片（皮部红棕色，有花纹）

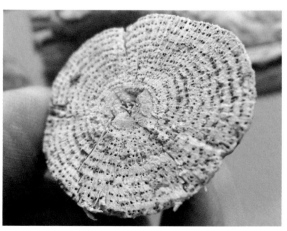

雷公藤横断面（密布射线、小孔和环圈）

【说明】1. 雷公藤鉴别要点：①外皮土黄色至黄棕色，粗糙，有细密纵向沟纹及环状或半环状裂隙。②皮部较厚，红棕色（陈货可呈棕褐色），可见深浅相间的放射状纹理，易与木部剥离。资料记载，雷公藤皮部毒性较大，入药前常刮去，我们也见到这样的情况，但多数刮不净，总是能看到外皮和皮部的特征。③木部黄白色，有细密放射状纹理、针眼状小孔和多数年轮状环圈。雷公藤有大毒，不要口尝。

2. 书中展示的是几种市售的雷公藤饮片，有的是类风湿专科医院药房的饮片（雷公藤是治类风湿要药）。性状与山东、福建、湖北标准不同：外皮灰色，有的没有外皮；皮部较窄，没有明显的放射纹理。我们不能确定是否为伪品。因为湖南标准讲"栓皮橙红色至灰褐色""根茎粗壮，外皮粗糙，多呈灰褐色""气特异"，就是说有灰色外皮的。上海标准不记载外皮和皮部性状，但说"嗅弱"，与湖南标准有一点区别。我们没见过雷公藤原植物，参考《中华本草》，我们现在的看法是：有黄皮的可确认为雷公藤，没有黄皮或没有皮部的应做显微鉴别和理化鉴别确认，否则不收。

3. 记载雷公藤性状的中药材标准还有山东2002、湖南1993、湖南2009、湖北2009、福建2006、福建1995、上海1994等。

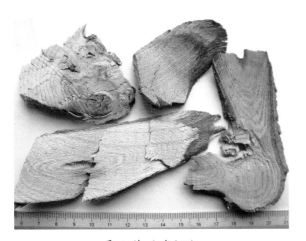

雷公藤（存疑）

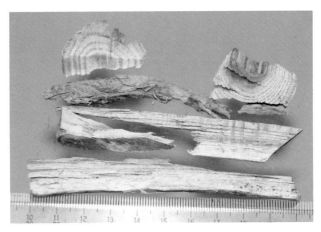

雷公藤（存疑）

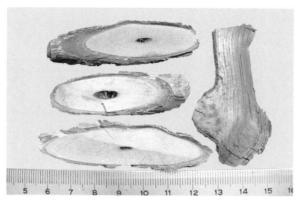

雷公藤（存疑）

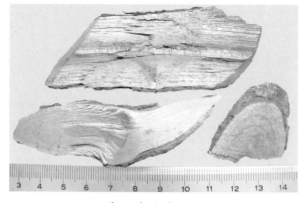

雷公藤（存疑）

136 / 蜣螂

（部标中药材 1992）

【标准摘要】

本品为金龟子科昆虫屎壳郎 *Catharsius molossus* Linnaeus 的干燥体。夏季捕捉。置沸水中烫死，晒干或烘干。

性状：本品呈长圆形，长3～4 cm，直径1.8～3 cm。表面黑褐色。雄虫头部前方呈扇面形，中

【说明】1. 蜣螂，山西俗称屎壳郎、屎粑牛。雄虫头上有角，入药又叫"大将军"。黑壳厚硬，不易碎，气味难闻。

2. 记载蜣螂虫性状的中药材标准还有山西1987、新疆1980二、江苏1986二、1989等。

央具角突1枚，长约0.6 cm，前胸背板呈宽半圆形，顶部有横形隆脊，两侧各有角突一枚。后胸约占体长1/2为翅覆盖。雌者稍小，头部中央及前胸背板横形隆脊的两侧无角状突。前翅革质，黑褐色，有7条纵向平行的效理；后翅膜质，黄色或黄棕色。足3对。质硬，气臭。

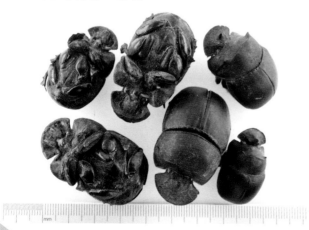

蜣螂

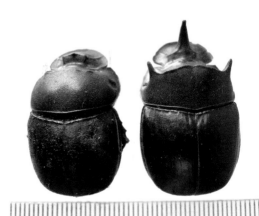

蜣螂（左雌，右雄）

饮片验收经验
（非药典品）

137 / 鼠妇虫 /

（湖北2009）

【标准摘要】

本品为平甲虫科昆虫平甲虫 *Armadillidium vulare* （Latreille）的干燥全体。4~9月间捕捉，捕得后用沸水烫死，晒干或炒干。

性状：本品呈长椭圆形而稍扁，多屈曲或半球形，长约0.7 cm，宽约0.6 cm。背隆起，平滑，腹向内陷，全长约1 cm。表面稍有光泽，灰黄棕色至暗红色，局部淡黄色，有许多近于平行的环节构成。头部呈长方形，有眼1对，触角1对，触角多已脱落。胸节7，各具同形足一对，由前向后逐渐变长。腹部较短，呈宽圆形，分5节，最末节基部较宽，至后部渐狭小。质脆，易碎。气腥臭。

【说明】 1. 鼠妇虫，俗称潮虫、皮板虫，潮湿阴暗处很常见。湿拖布如不常用，一提起来下面就会爬出来一堆。捕捉时一碰它就卷成一个小球。

2. 记载鼠妇虫性状的中药材标准还有江苏1986二、江苏1989、山东1995、山东2002、上海1994、湖南2009、吉林1977等。

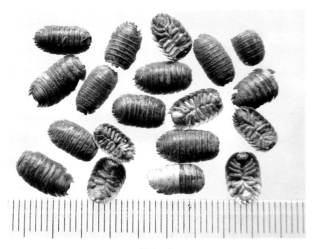

鼠妇虫

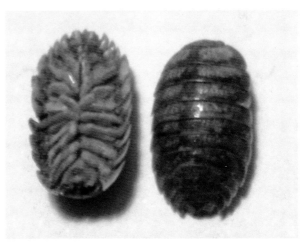

鼠妇虫放大

13 画

138 / 碧桃干 /

【标准摘要】

本品为蔷薇科植物桃 *Amygdalus persica* L. 或山桃 *Amygdalus davidana*（Carr.）C. de vos 未成熟果实。4~6月采收，摘取未成熟的果实，刷去果皮上茸毛，干燥。

性状：本品呈矩圆形或卵圆形，长1.8~3 cm，直径1.5~2 cm，厚0.9~1.5 cm。先端渐尖，呈乌喙状，基部不对称，有的存有少数棕红色的果柄。表面黄绿色，具网状皱纹，并被稀疏短柔毛。质坚实，不易折断。断面内果皮厚而硬化，腹缝线凸出，背缝线不明显。含未成熟果子1枚。气微弱，味微酸涩。

【说明】1. 碧桃干又叫瘪桃干，是没成熟的小桃，多因风吹雨打落地。识别要点可概括为"小、毛、桃"三字。①小：约1个指节大小。②毛：表面长满短柔毛。③桃：桃形，一头大一头尖，断面空腔是桃核内面，有瘪瘦弯曲的桃仁。

2. 记载碧桃干性状的中药材标准还有湖南2009等。

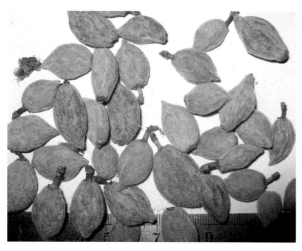

碧桃干

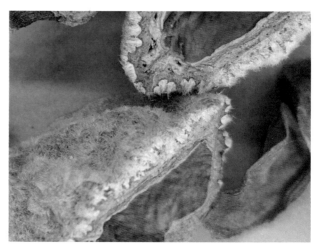

碧桃干放大（表面短毛、断面、种子）

139 / 雌黄 /
（山东2012）

【标准摘要】

本品为硫化物类矿物雌黄族雌黄，主含三硫化二砷（As_2S_3）。全年均可采挖，采挖后，除去泥土、砂石等杂质。

性状：本品呈不规则的块状、薄片状或粒状，大小不一。表面呈黄色，并常覆一层黄色粉末，微有光泽。断面不平坦，半透明，有树脂样光泽。有时含杂质则呈灰绿色，不透明，无光泽。体较重，质脆易碎。具蒜样特异臭气，味淡。

【说明】1. 雌黄的特点是：色黄易碎。验收时可取其小块砸碎成粉末，可见粉末黄色（雄黄粉末是橙红色），可嗅到蒜样臭气。

2. 记载雌黄性状的中药材标准还有上海1994、山东1995、山东2002等。

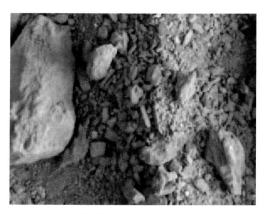

雌黄（块和粉末）

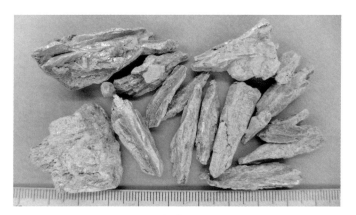

雌黄块

140 / 蜡梅花 /
（部标中药材 1992）

【标准摘要】

本品为蜡梅科植物蜡梅 *Chimonanthus praecox* （L.）Link的干燥花蕾。1~3月采摘，晒干或烘干。

性状：本品呈圆形、矩形或倒卵形，长1~1.5 cm，宽0.4~0.8 cm。花被片叠合作花芽状，棕黄色，下半部由多数膜质鳞片所包，鳞片黄褐色，略呈三角形，有微毛。气香，味微甜后苦，稍有油腻感。

【说明】1. 蜡梅花又名腊梅花，所有标准都规定药用部分是花蕾，来货大部分甚至全部是开放的花，我们到药市都没见到全是花蕾的。其实，第1张图也是从商品里挑出来的少数。也难怪，蜡梅花开花期长达5个月（11月～次年3月），枝条上总是花蕾和花并存的。蜡梅花始载于《本草纲目》，经查《本草纲目》只说"花辛温无毒，主治解暑生津"，并没说要用花蕾，这倒与现在的商品性状符合，所以开花的也就收了。

2. 记载蜡梅花性状的中药材标准还有江苏1989、江苏1986二。称"腊梅花"的中药材标准有湖北2009、贵州1988、贵州2003、四川1977、四川1987等。

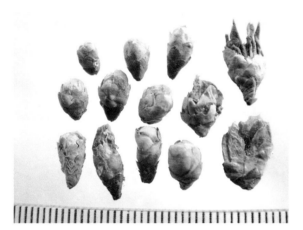

蜡梅花（花蕾）

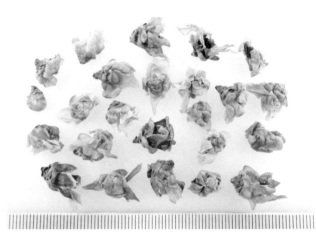

蜡梅花（开放）

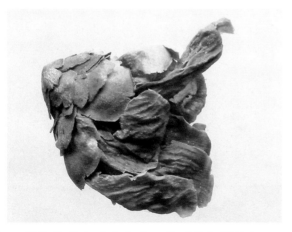

蜡梅花放大（左上角：是下半部鳞片）

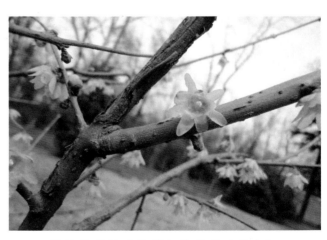

蜡梅花花枝（花蕾与花朵同时存在）

【标准摘要】

本品为麦角菌科真菌大蝉草 *Cordyceps cicadae* Shing 的无性型蝉拟青霉 *Paecilomyces cicadae* （Mip.）Samson 寄生在山蝉 *Cicada flammata* Dist. 幼虫上的真菌孢梗束或子座及幼虫尸体的干燥复合体。6~8月采挖，除去泥土，晒干。

性状：本品由虫体与从虫头部长出的真菌孢梗束或子座相连而成，虫体呈长椭圆形，微弯曲，长3~4 cm，直径1~1.5 cm。表面灰褐色至棕黄色，大部分被灰白色菌丝包被，头部隐约可见眼及口器，胸腹间两侧具有1对翅芽，下侧有2对足，腹部呈圆锥形，背面有环节，尾短尖。数枚灰褐色或灰白色孢梗束从虫体前端生出，分枝或不分枝，长1~6 cm。结实部长椭圆形、椭圆形或纺锤形，长5~8 mm，直径2~3 mm，白色粉状。柄部直径1~2 mm，褐色至黑褐色；或子座单个或数枚成束地从虫体前端生出，长条形，常卷曲、扭曲，长2~6 cm，中空，其柄部深肉桂色，直径1.5~4 mm，有时具有不孕的小分枝。头部呈棒状，长7~28 mm，直径2~7 mm，灰褐色或灰白色。质脆，易折断，虫体内充满白色或类白色松软物质。气微腥，味淡。

【说明】1. 蝉花是真菌寄生在虫体上形成，也属一种虫草。虫体似蝉，头部长出多枝子座。本品很少用，存放时间长，容易虫蛀，蛀孔多的不能用。

2. 记载蝉花性状的中药材标准还有江西1996、四川1977、四川1987等。

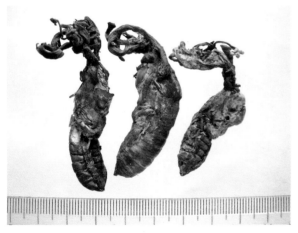

蝉花

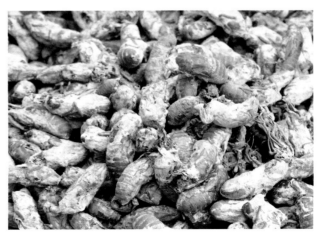

劣蝉花（虫蛀）

142 /鲜竹沥/

（部标中药材 1992）

【标准摘要】

本品为禾本科植物粉绿竹 *Phyllostachys glauca* McClure 、净竹 *Phyllostachys nuda* McClure 及同属数种植物的鲜杆经加热后自然沥出的液体，煮沸后，加适量防腐剂制得。

性状：本品为淡黄色至红棕色的液体，具竹香气，味微甘。

【说明】1. 鲜竹沥是传统的常用中药，但现在鲜竹沥商品已不是药材，而是作为中成药管理了。验收时只要对光看不见不溶的杂质，厂家的资质和检验报告符合规定，就可以收。

2. 记载鲜竹沥性状的中药材标准还有药典1977等。

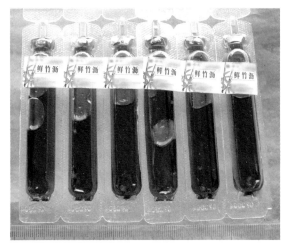

鲜竹沥

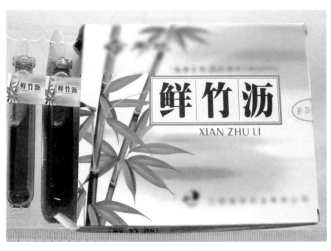

鲜竹沥包装

143 /樟脑/
（药典1953）

【标准摘要】

本品为樟科植物樟树 *Cinnamomum bodinieri* Levl. 中得到并升华精制的一种结晶性酮。含$C_{10}H_{16}O$不得少于97%。

性状：本品为白色结晶性的粉末或无色透明的硬块。加少量的醇、醚或氯仿，易研碎成细粉。臭特异，有穿透性。味芳香，初辛，后清凉。

【说明】1. 樟脑最大特点是它的气味，我们日常放衣柜里防虫的樟脑片，就是那个气味。在常温中易挥发，火试能发生有烟的红色火焰而燃烧。

2. 记载樟脑性状的中药材标准还有维药1993、蒙药1986、内蒙古1988等。

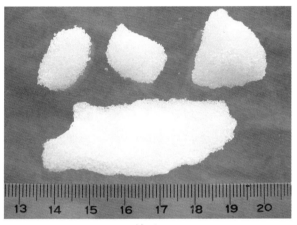

樟脑

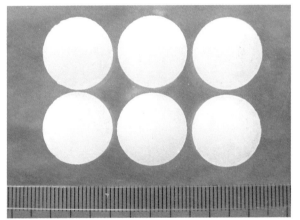

樟脑片

144 /蝼蛄/
（部标中药材1992）

【标准摘要】

本品为蝼蛄科动物蝼蛄 *Gryllotalpa africana* Palisot et Beauvois 或华北蝼蛄 *Gryllotalpa unispina* Saussure 的干燥体。夏、秋两季捕捉，除去泥土，置沸水中烫死，晒干或低温干燥。

性状：蝼蛄　本品多碎断，完整者长约3 cm，宽约0.4 cm。全体被毛，背面茶褐色，腹面淡黄色。头圆锥形。复眼卵形，突出，黑色具光泽。触角丝状，多节。前胸背板较宽，后缘突起。前翅长达腹部一半，后翅膜质，超出腹部末端0.5~0.7 cm。足3对，前足胫节边缘有锯齿，呈铲状；后足长大，胫节中部背侧内缘有3~4根能活动的刺。腹部皱缩。气腥臭，味微咸。

华北蝼蛄　长约4 cm，宽约0.5 cm。灰黄褐色。前胸背板坚硬，呈盾形。前翅长不及腹部一半，后翅超出腹部末端0.3~0.4 cm。后足胫节中部背侧内缘有活动的刺1根。腹部圆筒形。

15 画

【说明】1.蝼蛄来货完整者少，要想看到标准描述的全部性状，得从饮片里找到各个部分。

2.记载蝼蛄性状的中药材标准还有新疆1980二册、贵州2003等。

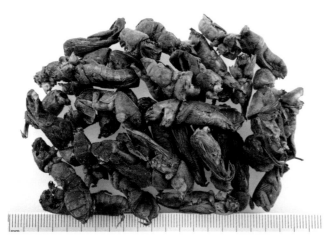

蝼蛄商品

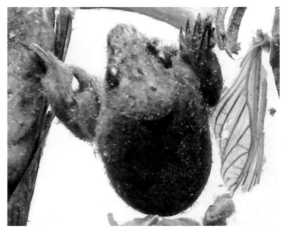

蝼蛄的头、复眼、前足锯齿、翅

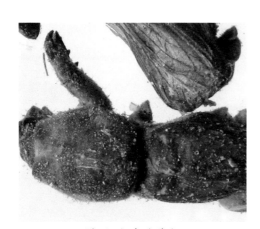

蝼蛄的前胸背板

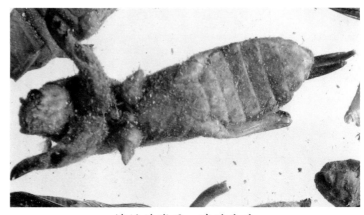

蝼蛄的腹面、残肢和毛

145 / 燕窝 /

（山东2012）

【标准摘要】

雨燕科动物金丝燕 *Collocalia esculenta* L. 及同属燕类用唾液等混合凝结所筑成的巢，均系野生。2、4、8月间采集，将巢取下，去净杂质。

性状：本品呈不整齐的半月形，长6~10 cm，宽3~5 cm，凹陷成兜状。黄白色、灰白色或红褐色。外表面细致，呈波状；内面粗糙，呈丝瓜络样。质硬而脆。断面微似角质，有时可见羽毛状物。气微，味淡。

饮片炮制：颜色除去杂质。

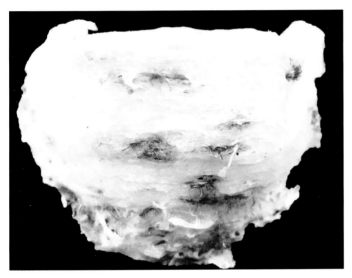

屋燕（外面）

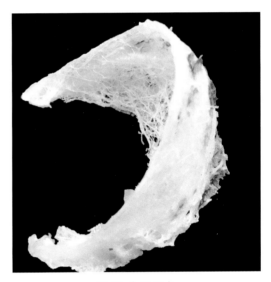

屋燕（侧面）

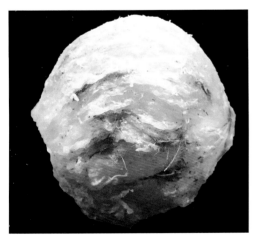

洞燕（外面）

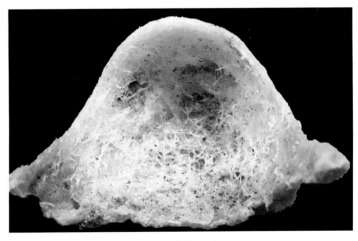

洞燕（内面）

16 画

【说明】1. 燕窝价高，在医生处方中少见，药店多以单品包装出售，购者不绝。原动物叫金丝燕，体长约9 cm，分布于印度尼西亚、马来西亚、泰国、越南等国家，我国海南亦曾有分布。燕窝主产于印度尼西亚的爪哇、苏门答腊及我国的福建、广东、海南等地。金丝燕每年4月间产卵，产卵必营筑新巢（燕窝）。按筑巢环境可分为屋燕和洞燕。屋燕呈白色或黄白色，偶有灰色及其他颜色。洞燕呈米黄或褐红色，表面可见羽毛状物及其他杂质。

2. 每年的4月、8月和12月是金丝燕产卵筑巢的高峰期，而燕窝的采收时间一般是在每年的2~10月。这其中，产区雨水多时，金丝燕食物丰富，其喉部黏液腺非常发达，所筑之巢纯为黏液凝结而成。采收的燕窝杂质少，纯度高，色白洁净，称为"头期燕窝"，又称官燕、白燕，品质最佳。产区环境干旱的时候，金丝燕食物减少，也恰好处于换毛期。此时采收的燕窝个头相对较小，且绒毛和杂质较多，此时采收的燕窝称"二期燕窝""三期燕窝"，又称旱季燕窝，品质较差。

头期燕窝如被采去，金丝燕立即第二次筑巢，往往带有一些绒羽，颜色较暗。如第二次筑巢燕窝再被采去，则第三次筑巢杂质与绒毛的比例会更高些。毛燕最初指那种唾液占比较少，燕毛和杂质很多的燕窝，其挑出燕毛和杂质过程颇烦琐，习惯上认为品质较差，多做成燕饼、燕球、燕碎等产品。毛燕概念目前已发生变化，现泛指未加工的燕窝原料，包括屋燕和洞燕，加工后的毛燕则称为净燕。

3. 燕窝属贵细药材，容易掺杂使假，目前主要存在增重、漂白、刷胶及增加湿度等方面的问题，染色问题也曾出现过。

①增重是商家利用外源燕碎或其他物质对燕窝进行非正常粘补的做法。一般增重的部位作为燕窝底部，此类燕窝重量已经超过挑毛处理前毛燕的重量，需当心辨识。需要注意的是，利用本盏燕窝自然脱落的部位作为燕碎对燕窝进行修复，此种做法不属于增重。

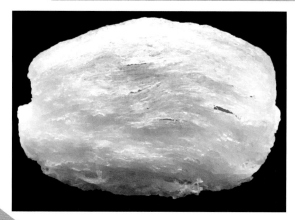

屋燕净燕（外面）

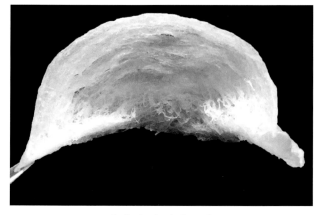

屋燕净燕（内面）

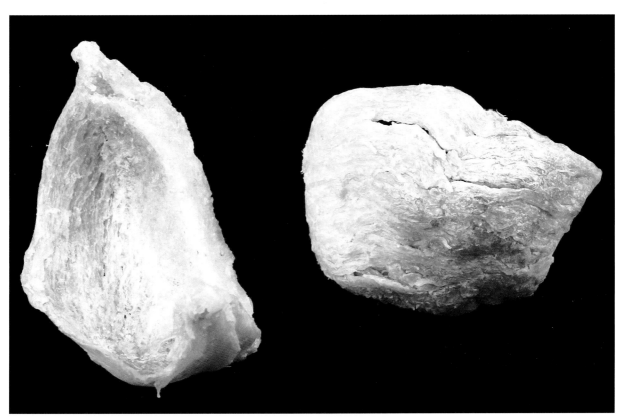

劣燕窝（增重）

　　②漂白是利用化学试剂对毛燕进行处理的做法，漂白的燕窝色泽洁白一致，卖相很好。漂白燕窝的颜色发亮，肉眼多不见颜色较深的小绒毛（燕窝目前均为手工挑毛，总会有残留的小绒毛，但漂白后绒毛颜色变浅，不易观察），如是重度漂白的燕窝还会发现其盏面已有钙化的表现。将漂白燕窝适当润湿，会闻到刺鼻的气味。

　　③刷胶是利用木薯粉、蛋清、鱼胶粉、糯糊等物质涂抹燕窝的做法，刷胶一方面可以美化盏形，另一方面也会起到增重的目的。刷胶燕窝盏密不透风，具有不正常反光特点，质感略硬，不易泡发，泡发后的水略显浑浊。

　　④增加湿度是在燕窝销售中又一个常见的问题，却也是被大多消费者忽略的问题，经营商家先有意增加燕窝湿度，而后再销售燕窝，这样可以增加利润。但是，将足干的燕窝适当喷水便于运输，是情理之中的。湿度过高的燕窝弹性较大，甚至可以对折，但购买后不易贮藏，水分过大容易发霉，此点需要注意。

　　⑤染色是将低价白燕加工成黄色或红色燕窝，称"血燕"。正常的黄燕和红燕产量较少，且有人追捧，故市场价格相对较高，做假有利可图。2011年8月"血燕"问题曝光后，此种染色燕窝逐渐淡出市场。

　　4.记载燕窝性状的中药材标准还有广西1996、山东1995等。

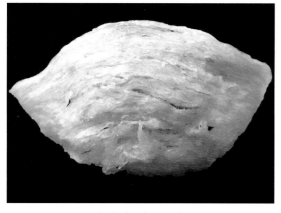
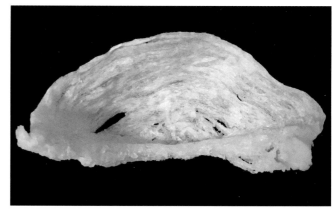

劣燕窝（漂白）　　　　　　　　　劣燕窝（漂白）

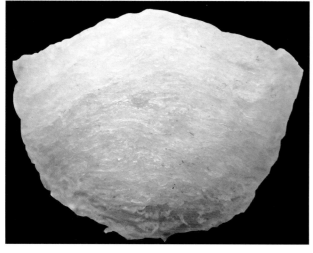
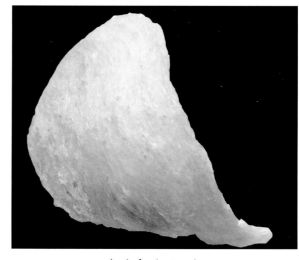

劣燕窝（刷胶）　　　　　　　　　劣燕窝（刷胶）

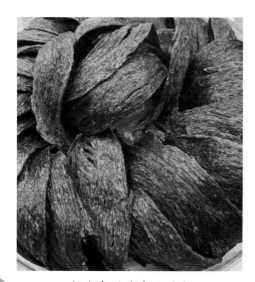
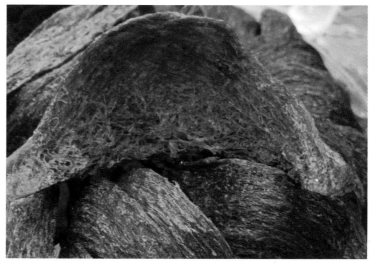

劣燕窝（染色血燕）　　　　　　　劣燕窝（染色血燕）

146 / 薏苡根 /

（贵州2003）

【标准摘要】

本品为禾本科植物薏苡 *Coix lacryma-jobi* L. 的干燥根及根茎。秋季采挖，洗净，干燥。

性状：本品根茎呈圆柱形。节和节间明显，节上有退化的膜质鳞片叶，直径0.5~1.2 cm，节间长0.1~5 cm，表面黄棕色，光滑，断面中空。根簇生于茎节，圆柱形，光滑或具细纵纹，有须根残留，根长10~30 cm，直径0.3 cm，表面黄棕色。体轻泡柔韧，断面黄色，纤维性。气微，味淡。

【说明】1. 薏苡根与糯稻根相似，鉴别要点：薏苡根较粗，绝大多数直径在2 mm左右，有的可达3 mm；糯稻根较细，绝大多数直径约1 mm。

2. 记载薏苡根性状的中药材标准还有上海1994、云南傣药2005等。

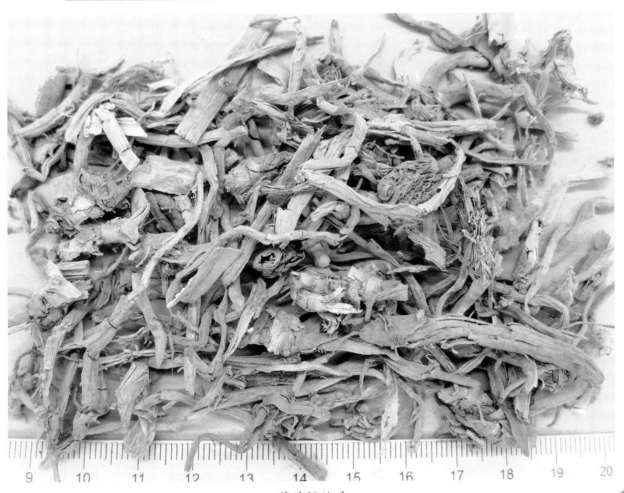

薏苡根饮片

16 画

179

【标准摘要】

本品为芸香科植物橘 *Citrus reticulata* Blanco 及其栽培变种成熟果实的中果皮与内果皮之间的维管束群。冬季采收，晒干或低温干燥。药材按产地加工方法不同，分为"顺筋""乱筋""铲筋"。

性状：顺筋（顺丝橘络）　呈长形松散网络状，顶端为橘络中心，呈帽状。筋络顺向下延成束状，形似凤尾（凤尾橘络），长3.5~7.5 cm，稍弯曲如粗丝。黄白色，陈久者变为棕黄色。体轻，疏松，干后质脆易断。香气浓，味微苦。

乱筋（散丝橘络）　呈疏松乱丝团块，与中果皮（橘蒂）相混。

铲筋　呈松散碎断筋络，与中果皮（橘蒂）相混。

【说明】1. 解释几个植物学术语。外果皮：橘子皮外面红色薄薄一层，铲下来就是药材橘红。中果皮：橘皮里面白色的部分，入药叫橘白（现在已不用）。内果皮：橘子瓣外面的那层薄皮，一般吃橘子时都吃掉了。维管束群（橘络）：在中果皮与内果皮之间的白色筋络。

2. 顺筋（凤尾橘络）过去主供出口，国内市场上见不到。第1、2张图是20世纪50年代的标本。现在药店卖的橘络都是乱筋或铲筋。

3. 记载橘络性状的中药材标准还有药典1963、四川1987、内蒙古1988、江苏1989、贵州1988、贵州2003、新疆1980二册等。

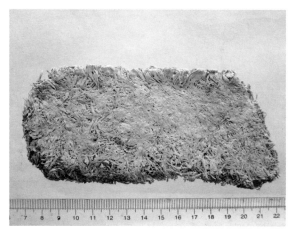

橘络顺筋（凤尾橘络）

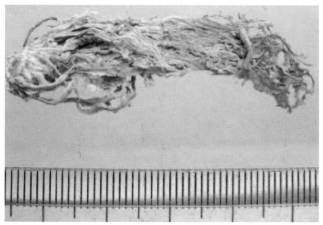

顺筋局部放大

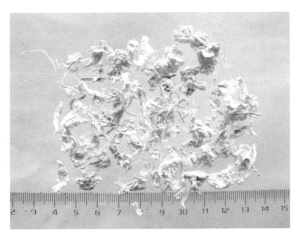

橘络（乱筋）

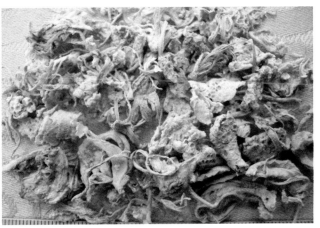

橘络（铲筋）

148 / 壁虎 /
（山东 2012）

【标准摘要】

本品为壁虎科动物无蹼壁虎 *Gekko suinhonis* Guenther 、多疣壁虎 *Gekko japonicus*（Dumeril et Biborn）或蹼趾壁虎 *Gekko subpalmatus* Guenther 的干燥全体。夏、秋两季捕捉，捕后处死，晒干或烘干。

性状：无蹼壁虎呈扁平条状，全长10~12 cm。头椭圆而扁，有眼 1 对。背面黑褐色，被以细鳞。胸腹面黄白色，被较大的鳞片。尾几乎与体等长，尾基宽厚，有深色横纹；尾部鳞多排列成环状。尾多残缺。指、趾间无蹼迹。气微臭，味咸。

多疣壁虎背部灰褐色而有黑斑或5 条隐晦的条纹。下唇鳞和腹面白色，散有小形黑点。尾上有黑色横纹9 条。头和背上具颗粒状细鳞，指、趾间有微蹼。

蹼趾壁虎背部灰褐色，躯干背面有6~10 条浅色不规则横斑。尾背有9~12 个浅色环状横斑。头、躯干和四肢背面均被粒鳞而无疣鳞，指、趾间具蹼。

【说明】1. 壁虎来货都是个子，我们验收多是无蹼壁虎，其实各种壁虎同等药用，可不鉴别。常用药中的蛤蚧也是壁虎科动物，特征是一头一尾四条腿、四足五趾有吸盘。区别点：①蛤蚧全长15~30 cm，壁虎小，全长10~12 cm。②蛤蚧吻鳞不切鼻孔（头部背面最尖端的横向大鳞片叫吻鳞，"切"是紧挨着的意思，"不切"就是吻鳞与鼻孔不紧挨），壁虎吻鳞切鼻孔（吻鳞紧挨鼻孔）。

2. 记载壁虎性状的中药材标准还有湖南2009（还包括壁虎 *G. chinensis* Gray）、河南1993、江苏1989、江西1996、山东1995等。

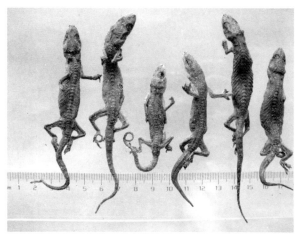

壁虎药材（无蹼）

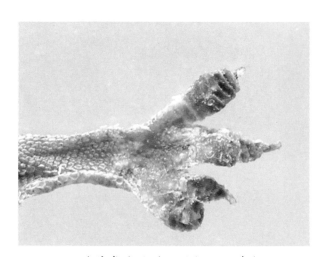

无蹼壁虎爪子（示皱褶状吸盘）

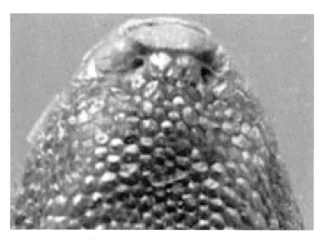

壁虎头部背面（吻鳞切鼻孔）

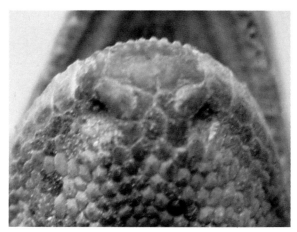

蛤蚧头部背面（吻鳞不切鼻孔）

149 / 藜芦 /

（山西1987）

【标准摘要】

本品为百合科植物藜芦 *Veratrum nigrum* L. 的干燥根及根茎。春、夏间未抽花茎时采挖，除去泥土及苗叶（自根以上5~10 cm处切断），晒干。

性状：本品长15~20 cm，直径1~2 cm。根茎短粗，表面褐色，上端残留叶基及黑褐色毛状的维管束。须根多数，簇生于根茎四周，长约10 cm，直径1.5~3 mm；表面黄白色或浅灰褐色，有细密的横皱，下端多纵皱。质轻脆，易折断。断面白色，显粉性。皮部易分离，中心有一淡黄色纤细的木质部。气弱，味苦辛。以根粗、坚实、断面粉性者为佳。

【说明】 1. 藜芦较小，来货多是个子。藜芦与其他类似药材（细辛、龙胆、糯稻根、薏苡根等）的区别点：①藜芦根茎上端簇生黑褐色毛。②藜芦须根表面有细密的横皱。

2. 记载藜芦性状的中药材标准还有贵州1988、贵州2003［还包括毛叶藜芦 *V. grandiflorum*（Maxim.）loes.f. 、黑紫藜芦 *V. japonicum*（Baker）Loes.f. 、蒙自藜芦 *V. mengtzeanum* Loes. f. 、狭叶藜芦 *V. stenophyllum* Diels］、江西1996（还包括黑紫藜芦、牯岭藜芦 *V. schindleri* Loes. f. ）、新疆1980二册、山东1995、山东2002、吉林1977（藜芦茎叶）、湖南2009、四川1987增补等。

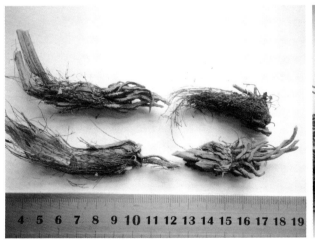

藜芦

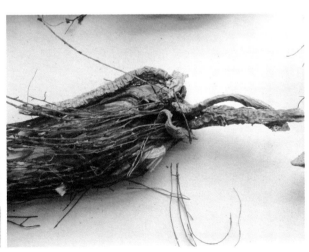

藜芦（根茎上黑毛、根上的横皱）

150 / 藤黄 /

（局标进药）

【标准摘要】

本品为藤黄科植物藤黄 *Garcinia hanbyryi* Hook. f. 树干渗出的树脂。

性状：本品呈圆柱形、圆筒形或不规则的块状物，直径2.5~4 cm，长可达16 cm。表面红黄色或橙黄色，外被黄绿色粉霜，握之微粘手。质脆易断。断面光滑，呈红黄色或橙红色，具有蜡样光泽，有的中央有空腔。无臭，味辛。

【说明】1. 藤黄是有毒药物，最好不要口尝。藤黄很好认：①质脆，轻掰即碎。②在藤黄表面滴水，遇水处立刻变为鲜黄色。

2. 记载藤黄性状的中药材标准还有上海1994、新疆1980二册、内蒙古1988、部标进药1977、贵州2003、北京1998、山东1995、山东2002等。

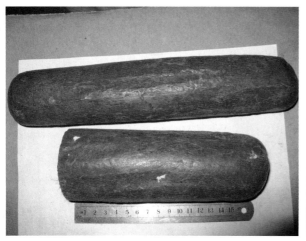

藤黄

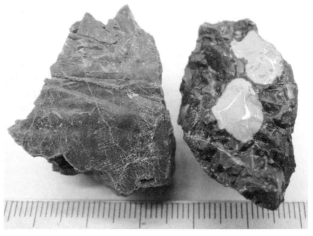

藤黄表面滴水变黄

151 / 藤梨根 /

（湖北2009）

【标准摘要】

本品为猕猴桃科中华猕猴桃 *Actinidia chinensis* Planch. 或硬毛猕猴桃 *Actinidia chinensis* Planch. var. *hispida* C. F. Liang. 的干燥根。秋、冬季采挖根，洗净，晒干。

性状：本品呈圆柱形，略弯曲，长短不一，直径1.5~4 cm。表面黄棕色或棕褐色，具纵沟和横裂纹，皮部常断裂而露出木部，粗糙，偶见残留侧根。质硬，难折断。断面不平坦。皮部暗红棕色或棕褐色，皮部内侧可见白色胶丝样物。木部黄白色或黄棕色，具有众多小孔。气微，味淡、微涩。

【说明】 1. 藤梨根的入药部位是根，中心无髓。有的来货中有髓，像是茎。双子叶植物的根一般是没有髓的，各家标准性状和显微鉴别也没说有髓。到亳州药市考查，大部分藤梨根都有髓。《中华本草》"猕猴桃根"条记载中华猕猴桃的根"髓较大，直径约4 mm，髓心呈膜质片层状，淡棕白色"，并附图显示有髓。文献相互矛盾，最后决定还是按标准，要没有髓的根。顺便说一下，中华猕猴桃的茎也有抗癌的药理作用。

2. 记载藤梨根性状的中药材标准还有江苏1989增补、北京1998、上海1994等。

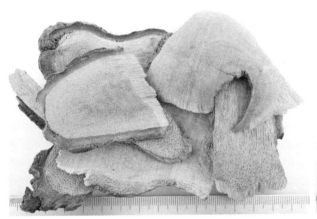

藤梨根饮片

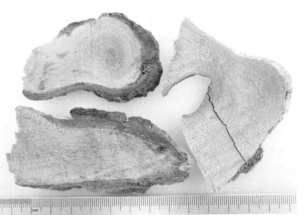

藤梨根饮片摊开

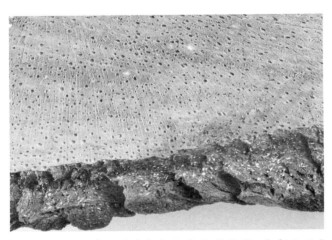

藤梨根饮片局部放大（皮部白色胶丝状物，木部小孔）

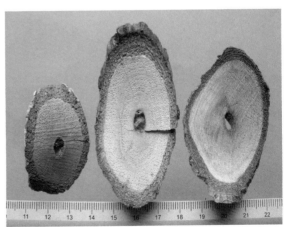

藤梨根商品（有髓）

18 画

【标准摘要】

本品为禾本科植物糯稻 *Oryza sativa* L. var. *glutinosa* Matsum. 的干燥根及茎基。秋季采挖，洗净，晒干。

性状：本品常集结成疏松的团，上端有多数分离的残茎。茎圆柱形，中空，长2.5～6.5 cm，外包数层黄白色的叶鞘。下端簇生细长而弯曲的须根，须根直径约1 mm，黄白色至黄棕色，略具纵皱纹。体轻，质软。气微，味淡。

炮制：除去残茎，洗净，晒干。

【说明】1. 糯稻根来货都有残茎（茎的基部），标准药用部位写的是"根及茎基"，茎基就是残茎。性状项也说了茎的长度等性状，但炮制项又说"除去残茎"，炮制后才能入药，而我们卖的就是炮制后的药。药典自相矛盾，让我们无所适从。考查市场发现没有不带残茎的糯稻根，只能收了，不收没卖的。

2. 糯稻根验收注意撕开须根，看泥土多少，泥土太多的拒收。

3. 记载糯稻根性状的中药材标准还有贵州1988、贵州2003、湖南2009、湖北2009、山东1995、山东2002、上海1994、北京1998等。

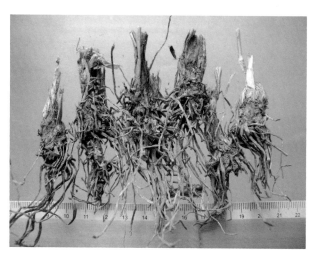

糯稻根（洗净的）

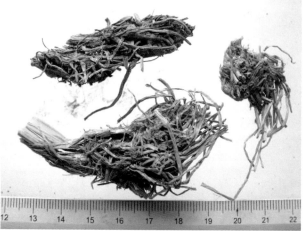

劣糯稻根（带泥土）

药材标准简称、全称对照表

简称	全称	编者
药典1953	《中华人民共和国药典》1953年版	中央人民政府卫生部
药典1963	《中华人民共和国药典》1963年版一部	中华人民共和国卫生部药典委员会
药典1977	《中华人民共和国药典》1977年版一部	中华人民共和国卫生部药典委员会
药典1985	《中华人民共和国药典》1985年版一部	中华人民共和国卫生部药典委员会
药典1990	《中华人民共和国药典》1990年版一部	中华人民共和国卫生部药典委员会
药典1995	《中华人民共和国药典》1995年版一部	中华人民共和国卫生部药典委员会
药典2000	《中华人民共和国药典》2000年版一部	中华人民共和国药典委员会
药典2005	《中华人民共和国药典》2005年版一部	中华人民共和国药典委员会
药典2010	《中华人民共和国药典》2010年版一部	中华人民共和国药典委员会
药典2015	《中华人民共和国药典》2015年版一部	中华人民共和国药典委员会
部标中药材1992	《中华人民共和国卫生部药品标准·中药材·第一册》1992年版	中华人民共和国卫生部药典委员会
部标蒙药1998	《中华人民共和国卫生部药品标准·蒙药分册》	中华人民共和国卫生部药典委员会
部标维药1999	《中华人民共和国卫生部药品标准·维吾尔药分册》	中华人民共和国卫生部药典委员会
部标藏药1995	《中华人民共和国卫生部药品标准·藏药·第一册》	中华人民共和国卫生部药典委员会
部标进药1977	《进口药材质量暂行标准》	中华人民共和国卫生部
部标进药1986	《中华人民共和国卫生部进口药材标准》	中华人民共和国卫生部药典委员会
局标进药2004	《儿茶等43种进口药材质量标准》	国家食品药品监督管理局
山西1987	《山西省中药材标准》1987年版	山西省卫生厅
山西饮片2017	《山西省中药材中等饮片标准第一册》2017年版	山西省食品药品监督管理局
北京1998	《北京市中药材标准》1998年版	北京市卫生局
福建1990	《福建省中药材标准（试行稿）第一批》1990年版	福建省卫生厅

福建1995	《福建省中药材标准（试行本）第三批》1995年版	福建省卫生厅
福建2006	《福建省中药材标准》2006年版	福建省食品药品监督管理局
陕西2015	《山西省药材标准》2015年版	陕西省食品药品监督管理局
甘肃（试行）1991	《八月炸等十五种甘肃省中药材质量标准（试行）》甘卫药发[1991]95号	甘肃省卫生厅
甘肃（试行）1992	《水飞蓟等二十二种甘肃省中药材质量标准(试行)》甘卫药字(92)第417号	甘肃省卫生厅
甘肃（试行）1995	《甘肃省40种中药材质量标准(试行)》甘卫药发(95)第049号	甘肃省卫生厅
甘肃（试行）1996	《甘肃省第批24种中药材质量标准(试行)》甘卫药发[1996]第347号	甘肃省卫生厅
甘肃2009	《甘肃省中药材标准》2009年版	甘肃省食品药品监督管理局
广东2004	《广东省中药材标准·第一册》	广东省食品药品监督管理局
广东2010	《广东省中药材标准·第二册》2010年版	广东省食品药品监督管理局
广西1990	《广西中药材标准》1990年版	广西壮族自治区卫生厅
广西1996	《广西中药材标准·第二册》1996年版	广西壮族自治区卫生厅
广西壮药2008	《广西壮族自治区壮药质量标准·第一卷》2008年版	广西壮族自治区食品药品监督管理局
贵州1965	《贵州省中药材标准规格·上集》1965年版	贵州省卫生厅
贵州1988	《贵州省中药材质量标准》1988年版	贵州省卫生厅
贵州1994	《贵州省地方标准》1994年版修订本	贵州省卫生厅批准
贵州2003	《贵州省中药材、民族药材质量标准》2003年版	贵州省药品监督管理局
河南1991	《河南省中药材标准》1991年版	河南省卫生厅
河南1993	《河南省中药材标准》1993年版	河南省卫生厅
黑龙江2001	《黑龙江省中药材标准》2001年版	黑龙江省药品监督管理局

湖北2009	《湖北省中药材质量标准》2009年版	湖北省食品药品监督管理局
湖南1993	《湖南省中药材标准》1993年版	湖南省卫生厅
湖南2009	《湖南省中药材标准》2009年版	湖南省食品药品监督管理局
吉林1977	《吉林省药品标准》1977年版	吉林省卫生局
江苏1986一	《江苏省中药材标准(试行稿)第一批》1986年版	江苏省卫生厅
江苏1986二	《江苏省中药材标准(试行稿)第二批》1986年版	江苏省卫生厅
江苏1989	《江苏省中药材标准》1989年版	江苏省卫生厅
江苏1989增补	《江苏省中药材标准》1989年版增补本	江苏省卫生厅
江西1996	《江西省中药材标准》1996年版	江西省卫生厅
辽宁1980	《辽宁省药品标准》1980年版	辽宁省卫生局
辽宁1987	《辽宁省药品标准》1987年版	辽宁省卫生厅
辽宁2009	《辽宁省中药材标准·第一册》2009年版	辽宁省食品药品监督管理局
内蒙古1988	《内蒙古中药材标准》1988年版	内蒙古自治区卫生厅
蒙药1986	《内蒙古蒙药材标准》1986年版	内蒙古自治区卫生厅
宁夏1993	《宁夏中药材标准》1993年版	宁夏回族自治区卫生厅
青海1976	《青海省药品标准》1976年版	青海省卫生局
青海1986	《青海省药品标准》1986年版	青海省卫生厅
青海1992	《青海省药品标准》1992年版	青海省卫生厅
青海藏药1992	《青海省藏药标准》1992年版	青海省卫生厅
青海藏药1992增补	《青海省藏药标准》1992年版增补本	青海省卫生厅
山东1995	《山东省中药材标准》1995年版	山东省卫生厅

山东2002	《山东省中药材标准》2002年版	山东省药品监督管理局
山东2012	《山东省中药材标准》2012年版	山东省食品药品监督管理局
上海1994	《上海市中药材标准》1994年版	上海市卫生局
上海炮制2008	《上海市中药炮制规范》2008年版	上海市食品药品监督管理局
四川1977	《四川省中草药标准(试行稿)第一批》1977年版	四川省卫生局
四川1979	《四川省中草药标准(试行稿)第二批》1979年版	四川省卫生局
四川1980	《四川省中草药标准(试行稿)第三批》1980年版	四川省卫生厅
四川1984	《四川省中草药标准(试行稿)第四批》1984年版	四川省卫生厅
四川1987	《四川省中药材标准》1987年版	四川省卫生厅
四川1987增补	《四川省中药材标准》1987年版增补本	四川省卫生厅
四川2010	《四川省中药材标准》2010年版	四川省食品药品监督局
四川藏药2014	《四川省藏药材标准》2014年版	四川省食品药品监督局
维药1993	《维吾尔药材标准·上册》	新疆维吾尔自治区卫生厅
新疆1980一册	《新疆维吾尔自治区药品标准·第一册》1980年版	新疆维吾尔自治区卫生局
新疆1980二册	《新疆维吾尔自治区药品标准·第二册》1980年版	新疆维吾尔自治区卫生局
新疆1987	《新疆维吾尔自治区药品标准》1987年版	新疆维吾尔自治区卫生厅
云南1974	《云南省药品标准》1974年版	云南省卫生局
云南1996	《云南省药品标准》1996年版	云南省卫生厅
云南2005	《云南省中药材标准·第一册》2005年版	云南省食品药品监督管理局

云南彝药2005	《云南省中药材标准·第二册·彝族药》2005版	云南省食品药品监督管理局
云南傣药2005	《云南省中药材标准·第三册·傣族药》2005年版	云南省食品药品监督管理局
云南彝药Ⅱ2005	《云南省中药材标准·第四册·彝族药（Ⅱ）》2005年版	云南省食品药品监督管理局
藏药1979	《藏药标准》1979年版	西藏、青海、四川、甘肃、云南、新疆卫生局
浙江2000	《浙江省中药材标准》	浙江省卫生厅文件浙卫发[2000]228号
浙江2000（续）	《浙江省中药材标准》（续编）	浙江省食品药品监督管理局文件.浙药监注[2000]187号
浙江2017	《浙江省中药材标准·第一册》2017年版	浙江省食品药品监督管理局
渝食药监注[2005]1、2、12、13号	重庆市未成册标准	
桂药管注[2006]8号	广西壮族自治区未成册标准	
XZ-BC-(0001～0003)-2003，XZ-BC-(0004～0040)-2004，XZ-BC-(0041～0044)-2005，XZ-BC-(0045～0049)-2006，XZ-BC-(0050～0052)-2007，XZ-BC-(0053～0055)-2008	西藏自治区未成册标准	

药名索引（以首字汉语拼音排序）